U0265654

膝关节前外旋转不稳定与前交叉韧带损伤

[意] 安德烈亚·费雷蒂（Andrea Ferretti） 著
徐青镭　张磊　张辉　周敬滨　主译

清华大学出版社
北京

北京市版权局著作权合同登记号　图字：01-2023-5219

First published in English under the title
Anterolateral Rotatory Instability in ACL Deficient Knee edited by Andrea Ferretti, edition: 1

Cover images referred to Figure 10.6 in the original English version. Courtesy of Dr. Sonnery-Cottet.

图书在版编目（CIP）数据

膝关节前外旋转不稳定与前交叉韧带损伤 /（意）安德烈亚·费雷蒂（Andrea Ferretti）著；徐青镭等主译. —北京：清华大学出版社，2024.2
书名原文：Anterolateral Rotatory Instability in ACL Deficient Knee
ISBN 978-7-302-65552-7

Ⅰ. ①膝…　Ⅱ. ①安…　②徐…　Ⅲ. ①膝关节—关节韧带—修复术　Ⅳ. ① R686.5

中国国家版本馆 CIP 数据核字（2024）第 044970 号

责任编辑：孙　宇
封面设计：钟　达
责任校对：李建庄
责任印制：沈　露

出版发行：清华大学出版社
网　　址：https://www.tup.com.cn，https://www.wqxuetang.com
地　　址：北京清华大学学研大厦 A 座　　邮　　编：100084
社 总 机：010-83470000　　邮　　购：010-62786544
投稿与读者服务：010-62776969，c-service@tup.tsinghua.edu.cn
质量反馈：010-62772015，zhiliang@tup.tsinghua.edu.cn
印 装 者：三河市龙大印装有限公司
经　　销：全国新华书店
开　　本：165mm × 235mm　　印　张：13.25　　字　数：173 千字
版　　次：2024 年 4 月第 1 版　　印　次：2024 年 4 月第 1 次印刷
定　　价：198.00 元

产品编号：103803-01

译者名单

主　译： 徐青镭　张　磊　张　辉　周敬滨

副主译： 胡　勇　韩国一

译　者： 徐青镭　山东第二医科大学二附属青岛市第八人民医院

张　磊　北京中医药大学望京医院

张　辉　北京积水潭医院

周敬滨　国家体育总局运动医学研究所

胡　勇　四川省骨科医院

韩国一　山东第二医科大学二附属青岛市第八人民医院

张智俊　山东第二医科大学二附属青岛市第八人民医院

李少朋　山东第二医科大学二附属青岛市第八人民医院

蔡挪亚　山东第二医科大学二附属青岛市第八人民医院

巩亚伟　国家体育总局运动医学研究所

李　飞　解放军第 971 医院

张霄瀚　北京体育大学

卷首语

For my thoughts are not your thoughts or your ways my ways.

—Isaiah, 55; 8

因为我的意念非同你们的意念，你们的道路也非我的道路。

—以赛亚，55; 8

You will never fully understand rotatory instability as long as you look only at ACL.

—Andrea Ferretti

如果你只看到前交叉韧带、你永远无法完全理解旋转不稳定。

—安德烈亚·费雷蒂

献给 Stefania 和 Federico

前　言

I met Andrea Ferretti, a young resident, in the 1970s at the Orthopaedic Institute at the University of Rome where I was an Associate Professor. We worked together for almost 10 years, and like me, he was dedicated mostly to the treatment of athletes, and especially to knee surgery. His dedication to this specialty was demonstrated when, 20 years later, he was named Professor of Orthopaedics at the Sant'Andrea Hospital in Rome and Chief Doctor of the Italian Football Association and a UEFA Medical Committee member.

When Andrea invited me to write the foreword for this book, I was not only honored, but for me, it was like a return to the past.

我遇到 Andrea Ferretti 是在 20 世纪 70 年代的罗马大学骨科研究所，当时他是一名年轻的住院医生，而我是该研究所的副教授。我们一起工作了近 10 年，与我甚为相像的是，他主要致力于运动员的治疗，特别是膝关节外科领域。20 年后，他被任命为罗马 Sant' Andrea 医院的骨科教授、意大利足球协会首席医生以及欧足联 UEFA 医疗委员会成员，他对这一专业的奉献得以被证实。

当 Andrea 邀请我为这本书撰写序言的时候，我不仅颇感荣幸，而且对我而言，就像是回到了过去。

Since a normal sports life is impossible without proper joint function and since proper joint function cannot occur with laxity, orthopaedic surgeons need to know not only the treatments for instability but also the history of the treatments. Many facets of surgery have changed, and many others are the same. Often, the techniques of the past are abandoned, and years later, they start to be used again.

由于没有合适的关节功能就不可能有正常的运动生活，并且合适的关节功能在关节松弛不稳定的情况下也无法实现，因此骨科医生不仅需要知道关节不稳定的治疗方法，还更加需要了解这些治疗方法的历史。手术的许多方面在今天已经发生了变化，也有许多其它的方面依然相同保持不变。经常是这样，过去的技术在现在被摒弃，并且在数年后，它们又重新开始被应用。

Considering the past 10 years, advances in the number and development of newer arthroscopic procedures, knee ligament reconstructions, meniscus repairs, and the treatment of articular cartilage pathology have resulted in corresponding needs for education, training, and knowledge.

近 10 年来，随着关节镜技术的不断发展，关节镜手术、半月板重建、半月板修复以及关节软骨病变治疗等方面的技术水平不断提高，人们对关节镜手术的教育、培训和相关知识的需求也不断增加。

All of this new knowledge introduces challenging problems for practicing surgeons and to orthopaedic residents in training.

所有这些新知识都为临床执业中的外科医生和正在接受培训的骨科住院医生带来了各种颇具挑战性的问题。

Most importantly, this knowledge provides the basis upon

最为重要的是，这些知识为骨科医生向患者提供有关每一种手术

which an orthopaedist counsels a patient regarding the risks and benefits of every operative treatment. Many patients, before or after the physician visit, search the internet to try to understand if the suggestions of the treating surgeon are the same as those suggested by the "opinion leaders".

治疗的风险和收益方面的咨询建议时奠定了基础。许多患者在看医生之前或之后都会上网搜索，试图理解治疗医生的建议是否与"意见领袖们"的建议相同。

They often become confused and frightened by very different suggestions and proposals. These patients have high expectations for overcoming their complaints and their ability to return to their previous activity level.

他们经常对截然不同的提示和建议感到困惑和恐惧。这些患者抱有很高的期望值，期待战胜到医院就医的主诉不适并且以达到伤前运动水平的能力重返运动。

The text of this book is comprehensive and covers all aspects of the anatomy and biomechanics of anterior cruciate reconstruction.

这本书的正文部分内容全面，并且涵盖了前交叉韧带的解剖学和生物力学所有方面。

Wishing great success to Andrea Ferretti and all other authors, I would like to share four quotations, with the first from William Harvey (1578–1657): "I would say with Fabricius1:

祝愿 Andrea Ferretti 和所有其他作者取得巨大成功，我想分享四条引文隽语，第一条来自 William Harvey（1578—1657）："我会和 Fabricius[1] 一起说：当实践的经

① Girolamo Fabrici d' Acquapendente (1533–1639), 外科医生，Padua 大学解剖学教授，William Hartley 医生的导师。

let all reasoning be silent when experience gainsays its conclusion. The too familiar vice of the present age is to obtrude as manifest truths, mere fancies, born of conjecture and superficial reasoning, altogether unsupported by the testimony of sense". The second is from Robert Leach: "Enjoy the book, absorb the material that was so assiduously collected by the editors and use that material to the benefit of your patients". The third quotation is from my mentor Jack C. Hughston: "To readers I would say, let the experience presented in this book speak for itself". The fourth is from Andrea Ferretti himself: "You will never fully understand rotatory instability as long as you look only at ACL".

验否定了推理的结论时，让所有推理保持沉默。当今时代过于为人熟知之恶习在于强行将源于猜测和肤浅推理的纯粹幻想，视为显而易见的真理，完全没有来自明智的证言之支持”。第二条来自Robert Leach：“享受这本书，吸收各位编者辛勤收集的资料，并将这些资料应用于造福你的患者”。第三条引言来自我的导师Jack C. Hughston：“对读者们我要说的是，让这本书中呈现的经验说明一切、不言而喻”。第四条来自Andrea Ferretti本人：“如果你只看到ACL，你永远无法完全理解旋转不稳定”。

吉安卡洛　普度

Giancarlo Puddu

原著者

Alessandro Annibaldi Orthopaedic Unit, Sant'Andrea University Hospital, La Sapienza University, Rome, Italy

Angelo De Carli Orthopaedic Unit, Sant'Andrea University Hospital, La Sapienza University, Rome, Rome, Italy

Alessandro Carrozzo Orthopaedic Unit, Sant'Andrea University Hospital, La Sapienza University, Rome, Italy

Fabio Conteduca Orthopaedic Unit, Sant'Andrea University Hospital, La Sapienza University, Rome, Italy

Andrea Ferretti Orthopaedic Unit, Sant'Andrea University Hospital, La Sapienza University, Rome, Italy Orthopaedic Unit, Sant'Andrea University Hospital, La Sapienza University, Rome, Rome, Italy

Edoardo Gaj Orthopaedic Unit, Sant'Andrea University Hospital, La Sapienza University, Rome, Italy

Matteo Guzzini Orthopaedic Unit, Sant'Andrea University Hospital, La Sapienza University, Rome, Italy

Ferdinando Iannotti Orthopaedic Unit, Sant'Andrea University Hospital, La Sapienza University, Rome, Italy

Raffaele Iorio Orthopaedic Unit, Sant'Andrea University Hospital, La Sapienza University, Rome, Italy

Luca Labianca Sant'Andrea Sapienza University Hospital, Rome, Italy

Barbara Maestri Orthopaedic Unit, Sant'Andrea University Hospital, La Sapienza University, Rome, Italy Orthopaedic Surgeon, Sant'Andrea Sapienza University Hospital, Rome, Italy

Daniele Mazza Orthopaedic Unit, Sant'Andrea University Hospital, La Sapienza University, Rome, Italy

Edoardo Monaco Orthopaedic Unit, Sant'Andrea University Hospital, La Sapienza University, Rome, Italy

Federico Morelli Orthopaedic Unit, Sant'Andrea University Hospital, La Sapienza University, Rome, Italy

Susanna M. Pagnotta Orthopaedic Unit, Sant'Andrea University Hospital, La Sapienza University, Rome, Italy

Paola Papandrea Sant'Andrea Sapienza University Hospital, Rome, Italy

Andrea Redler Orthopaedic Unit, Sant'Andrea University Hospital, La Sapienza University, Rome, Italy

Edoardo Viglietta Orthopaedic Unit, Sant'Andrea University Hospital, La Sapienza University, Rome, Italy

目　录

第 1 章　现代前交叉韧带外科的历史

◆ Andrea Ferretti, Edoardo Viglietta, Fabio Conteduca　著

外科医生对前交叉韧带（anterior cruciate ligament，ACL）损伤的研究最早追溯到 19 世纪，20 世纪初开始出现手术相关技术文献。其中，意大利外科医生 Riccardo Galeazzi 第一次报道应用半腱肌腱进行 ACL 重建手术技术 [1,2]（图 1.1）。

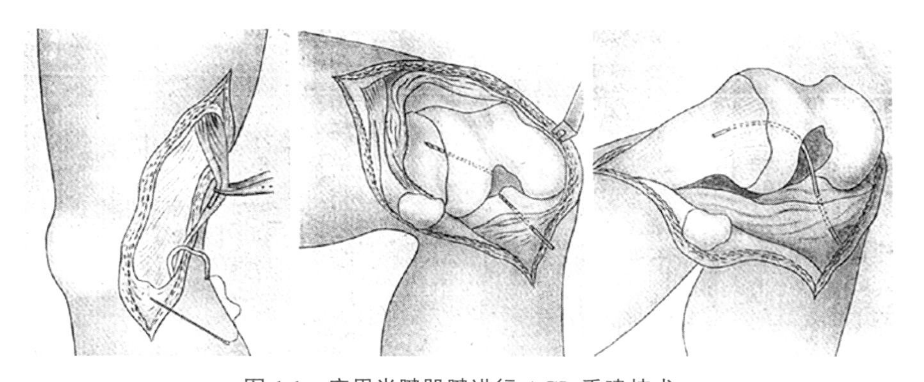

图 1.1　应用半腱肌腱进行 ACL 重建技术

经许可转载自Galeazzi R. Atti e Memorie della Società Società Lombarda di Chirurgia，Ⅱ [1934]，第 302-316 页 [2]

现代 ACL 手术始于 20 世纪 60 年代，当时学者们已经认识到膝关节旋转不稳缘于 ACL 撕裂。事实上，之前的一些研究已经报道了 ACL 损伤后膝关节的病理性旋转失稳现象 [3]。Slocum 和 Larson 在 1968 年对轴移现象进行了全面描述 [4]，对现代 ACL 外科的发展起到了关键性的作

用。他们的研究证明 ACL 除了具有限制胫骨前移的功能，也同时存在限制胫骨内旋的作用。“轴移现象”这一名词是指胫骨前移和胫骨外侧平台内旋增加而导致的病理性活动，临床上可以通过简单且流行的轴移试验诱发出。之前，诊断 ACL 撕裂最常见的方法是前抽屉试验，通常在屈膝 90° 时进行检查。旨在评估旋转不稳定量变程度的轴移试验目前成为诊断 ACL 损伤的特异性诊断试验，即使经典的屈膝 90° 前抽屉试验为阴性的患者也可通过轴移试验确诊 ACL 损伤。

而令人惊讶的是轴移试验是在轻度屈膝位的前抽屉试验（即 Lachman 试验）变得广为流行之前就已问世。1976 年，Torg 及其同事[5]首次描述了 Lachman 试验，该试验迅速成为诊断 ACL 撕裂最具特异性和敏感性的试验，无论旋转不稳定程度如何，轴移试验仍然是评估 ACL 损伤病例功能损害的最佳方法，因为它与患者描述的主观的不稳定感和打软腿现象有更好的相关性[6]。

自轴移现象首次报道以来，多位学者就如何在临床上诱发轴移现象做出了诸多改进。在这些改变中，最值得关注的是 Hughston 等[7]在 1976 年发表的论文中首次描述的“弹跳试验（jerk test）”：

患者取仰卧位，检查者将患肢屈髋约 45°、屈膝 90° 同时内旋胫骨。如果检查的是右膝，检查者用右手握持足踝并内旋胫骨，同时将左手放在腓骨近端处施加外翻应力。然后检查者逐渐伸直膝关节，保持内旋和外翻应力。阳性表现为屈膝约 30° 时，外侧股胫关节发生最大程度的半脱位，然后随着右膝进一步伸直膝关节自发性复位。复位意味着胫骨和股骨的相对速度的突然变化，即股骨和胫骨两个关节面面加速度的突然改变，工程术语中被称为“弹跳（jerk）”。

目前临床实践中通常根据膝关节旋转不稳定程度和轴移试验的严重程度分级：轻度（+−−，滑动）、中度（++−，弹响）和重度（+++，半脱位）。如今，也会使用“爆炸性”轴移这一术语来标识最为严重的膝关节不稳定。

自 20 世纪 70 年代中期以来，ACL 损伤后膝关节旋转不稳定和轴移现象已经在发病机理、损伤机制、诊断、治疗和预后各方面形成共识。其观点表述为，“ACL 重建的目标应该是完全消除轴移”[3]。

在意大利，弹跳试验是由 Arnaldo Moschi 和 Giancarlo Puddu 引入和推广，他们于 1976 年在佐治亚州哥伦布市的 Hughston 运动医学诊所进修期间掌握该检查方法。首篇介绍弹跳试验的意大利文献发表在 1980 年[8]。Giancarlo Puddu 和 Arnaldo Moschi 也同时介绍了韧带损伤和膝关节不稳定的分类系统，分类系统由 Hughston 发表在 1976 年三月《骨与关节外科杂志》[7]，采用了由美国医学会体育医学分会委员会发布的运动损伤标准命名法。该分类法对于理解膝关节韧带损伤的诊断和治疗具有里程碑式的意义。

韧带损伤可分为三级：Ⅰ度损伤指韧带“简单”的拉伸损伤，是损伤导致韧带过度牵拉超出其弹性限度；Ⅱ度损伤指韧带部分撕裂，韧带功能减弱但仍保持其结构的连续性；Ⅲ度损伤指韧带完全断裂，韧带结构的连续性和功能丧失。Ⅰ度和Ⅱ度损伤中，关节仍保持稳定，而Ⅲ度韧带损伤则会导致关节不稳，其特征为关节的异常和过度活动。

Ⅲ度韧带损伤导致的关节不稳定又可根据关节间隙宽窄程度再分为三级：Ⅰ度关节间隙扩大小于 5 mm，Ⅱ度关节间隙扩大 5 ~ 10 mm，Ⅲ度关节间隙扩大大于 10 mm。但在现有的出版物中有关该分类仍然存在某些混淆，例如韧带撕裂程度常常被错误地与关节不稳定程度混为一谈，又比如韧带部分撕裂被误认为会导致关节轻度不稳定。

膝关节不稳定的分型则更为有趣。Hughston 等在该文章中提出膝关节不稳定可以分为两种主要类型：直向不稳定（非旋转不稳定）或旋转不稳定（既可为单纯旋转不稳定亦可为直向不稳定合并旋转不稳定）。该分类主要基于后交叉韧带（posterior cruciate ligament，PCL）的受损程度，PCL 完全损伤可导致直向不稳定（表 1.1）。

表 1.1 膝关节的旋转不稳定性

类型	损伤的韧带	检查方法
单纯性：	MCL	30° 外翻应力试验（+）
– 膝内侧向前旋转不稳		外旋位前抽屉试验（+）
	MCL+POL	30° 外翻应力试验（++）
		外旋位前抽屉试验（++）
– 膝外侧向前旋转不稳	ACL	Lachman 试验（+）
		轴移试验（+）
	ACL+ALL	Lachman 试验（+）
		轴移试验（++/+++）
– 膝外侧向后旋转不稳	LCL	30° 内翻应力试验（+）
	LCL+ 弓状韧带	30° 内翻应力试验（++）
		反轴移试验（+）
		过伸反屈试验（+）
		30° 拨盘试验（+）
复合性：		由多个单纯性旋转不稳定合并发生所致
– 膝内侧向前旋转不稳 & 膝外侧向前旋转不稳		
– 膝内侧向前旋转不稳 & 膝外侧向后旋转不稳		
– 膝外侧向前旋转不稳 & 膝外侧向后旋转不稳		
– 膝内侧向前旋转不稳 & 膝外侧向前旋转不稳 & 膝外侧向后外旋转不稳		

ALL 前外侧韧带（anterolateral ligament），LCL 外侧副韧带（lateral collateral ligament），MCL 内侧副韧带（medial collateral ligament），POL 后斜韧带（posterior oblique ligament）

膝关节不稳定的分型可通过一系列的不稳定试验得到鉴别和确诊，例如内翻和外翻应力试验分别在屈曲 30° 或完全伸直时进行检查，后抽屉试验和前抽屉试验（前抽屉试验后来被 Lachman 试验取代）分别在足中立、内旋或外旋时实施检查，排在最后的还有弹跳试验。其他检查方法也在文中有所提及。

此文发表后，临床医生才将膝关节膝外侧向前旋转不稳定（anterolateral rotatory instability，ALRI）与膝关节 ACL 损伤和轴移现象关联起来。

令人惊讶的是，所有早年的这些临床分类都是基于既往数年内相对小样本的病例系列研究结果而提出的。事实上，在当时，膝关节韧带手术是一种非常复杂且相当冒险的重建手术，仅限于全球少数几个高度专业化医学中心少数膝关节外科先驱，在非常严重损伤的职业运动员的治疗中采用一些颇具“实验性”的手术，这些职业运动员为了能够重返赛场愿意接受任何尝试。今天，我们对这些勇敢的医生们感到极大的敬佩，他们在资源非常有限的情况下凭着超常和卓越的直觉开展了这些手术，这些术式中的大部分在后来的、基于更加先进的技术所做的研究中被证明是正确的。

事实上，除了实验室工作外，如果要了解膝关节不稳定的真实发病机制和生物力学机制，只有针对 ACL 撕裂后不久（所谓的“急性期”）的手术治疗研究才有意义。如果对急性期过后的陈旧损伤进行手术，那么急性 ACL 损伤可能会因瘢痕形成而被掩盖，急性期之后的损伤可能是膝关节不稳定状态下新发创伤导致，或者另一种可能是来自 ACL 损伤后膝关节不稳定的自然病程发展导致。

在 Hughston 及其学生发表关于急性 ALRI 手术中发现的解剖学变化的文献中[9-11]，有一些报告了相当广泛范围的损伤，尽管有些病例 ACL 并未受损且表现为正常。之后，由于关节镜及其相关技术的问世，后来的一些研究证实了这样一个事实，即 ALRI 包括了外侧胫骨平台向前半脱位，与此同时相伴发生的是外侧胫骨平台相对于股骨外髁以正常的 PCL 为旋转中心发生内旋。这种情况很容易通过轴移试验证明，并且是 ACL 撕裂后导致的结果。自 20 世纪 70 年代以来，一些欧美膝关节学者认识到，尽管轴移试验由 ACL 撕裂和相关功能不全引起的，但在膝关节外侧间室的二级稳定结构与 ACL 撕裂同时损伤时，轴移现象的程度会显著增大[7,12,13]。多位学者对这些膝关节外侧间室二级稳定结构的解剖进行了研究并获得了相矛盾的结果，详见后续章节的详细阐述（参见第2章）。

Hughston 及其学生还认识到关节囊（二级稳定结构）损伤在 ALRI 发病机制中的作用，认为该结构在稳定膝关节方面中甚至可能超过 ACL 的作用；并提出新的修复理念：即在急性期通过精确修复（重建）膝关节内侧和外侧的关节外损伤结构，即便 ACL 撕裂后未重建，也能重新建立正常膝关节的稳定性。在此理念的指导下，他们设计了一系列旨在修复或加强这些二级稳定结构的术式而不是手术重建 ACL。如果把控制人类膝关节稳定性比作骑马时由缰绳引导控制马的运动的话，那么膝关节内侧起到缰绳控制作用的是半膜肌，而在外侧则是股二头肌。因此，该术式手术方式在临床广为接受。

多年以来，Hughston 的理念和术式被我们忠实应用在 ALRI 的治疗中，并且，只实施单纯的关节外手术，譬如在内侧实施半膜肌和后斜韧带（posterior oblique ligament，POL）的前移，而在外侧则进行股二头肌腱的前移或髂胫束的肌腱固定术（图 1.2 ~ 图 1.4）。

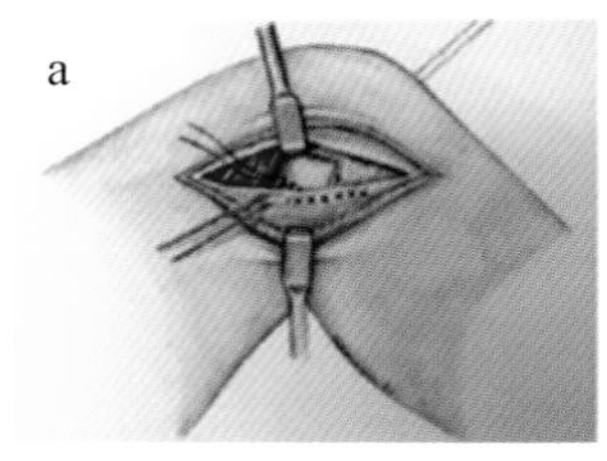

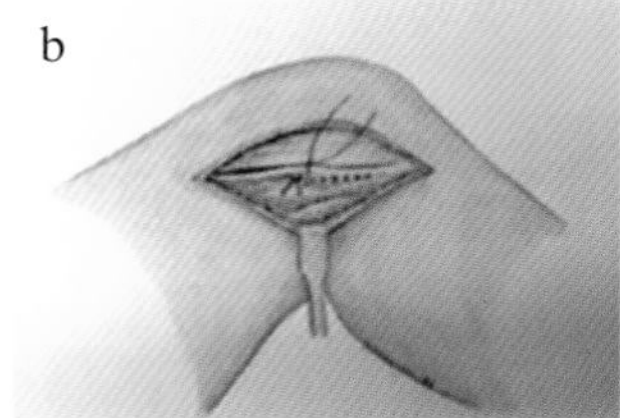

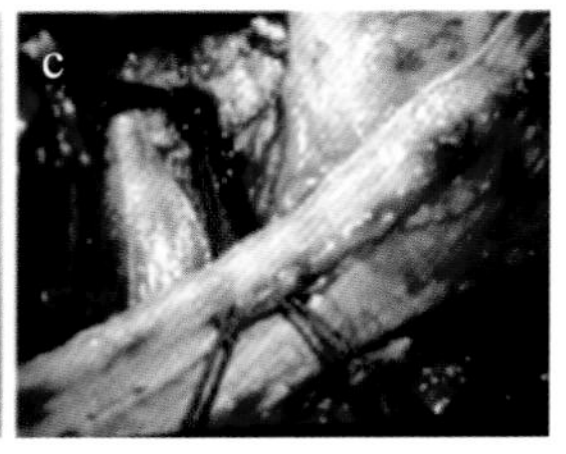

图 1.2

（a，b）采用经骨道缝合的 Andrews 技术，该技术发表于 1985 年出版（意大利语）学术专著“Atlante di Chirurgia Ortopedica（骨科手术图谱）”，作者 L. Perugia、G. Puddu、PP. Mariani 和 A. Ferretti；（致谢 Biagio Moretti，版权授权获准）；（c）同一手术技术的手术中所见

然而，这些手术的总体结果并不完全令人满意。事实上，在 1982 年，笔者在“Revue de Chirurgie Orthopédique”（法语）骨科杂志上发表了

48 名高水平运动员关节外重建的结果[14]。经过平均 28 个月（随访时间范围为 15 ~ 60 个月）的随访，纳入研究的 43 名患者中只有 12 名能够重返赛场并达到受伤前的运动竞技水平，有 13 名患者的手术明显失败。基于这些结果，单纯关节外手术的治疗方式被摒弃了。

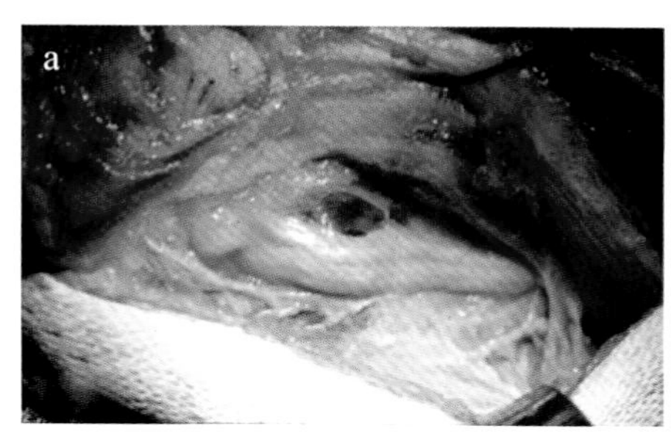

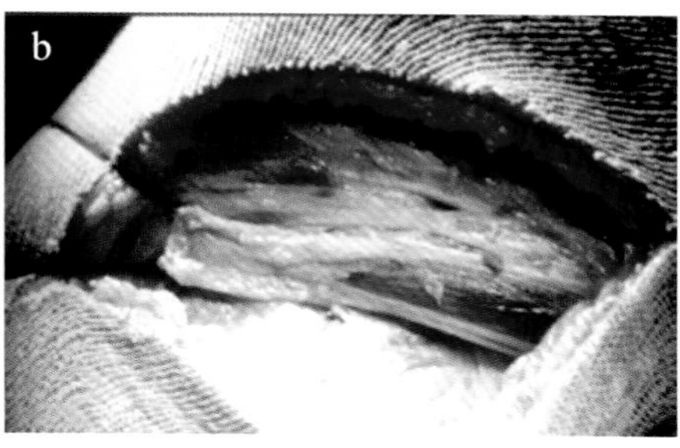

图 1.3

（a，b）股二头肌肌腱前移术中必须显露并保护腓总神经；（b）Hughston 报道的股二头肌肌腱前移术

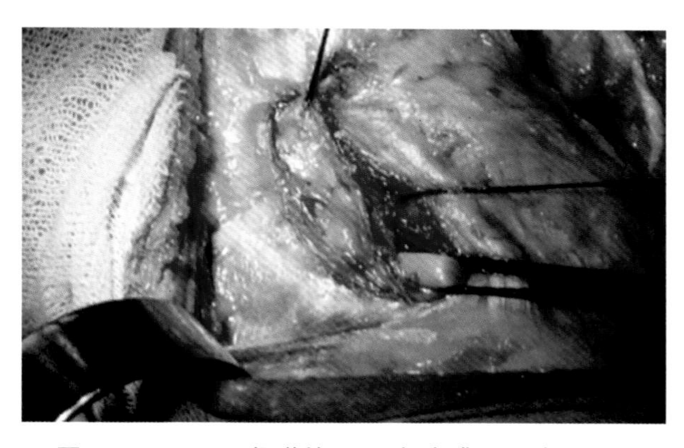

图 1.4　Hugston 报道的 POL 与半膜肌肌腱前移术

1979 年 11 月，首例关节内 ACL 重建手术在作者所在医院由 Giancarlo Puddu 完成，该手术使用自体半腱肌作为移植物。该原创手术后来发表在美国运动医学杂志[8]，并被引用在“骨科圣经”之称的《坎贝尔骨科手术学》第 8 版上。该技术包括将鹅足肌腱附近的半腱肌腱远端附着点处连同一小块游离骨块分离取下，然后向半腱肌的近端肌腱和肌肉组织

交界处水平进行分离和松解，分别于 ACL 的自然起止点处做 8mm 的经胫骨隧道和经股骨隧道，然后将带骨块的半腱肌肌腱用力拉入关节腔内完成韧带重建手术（图 1.5）。

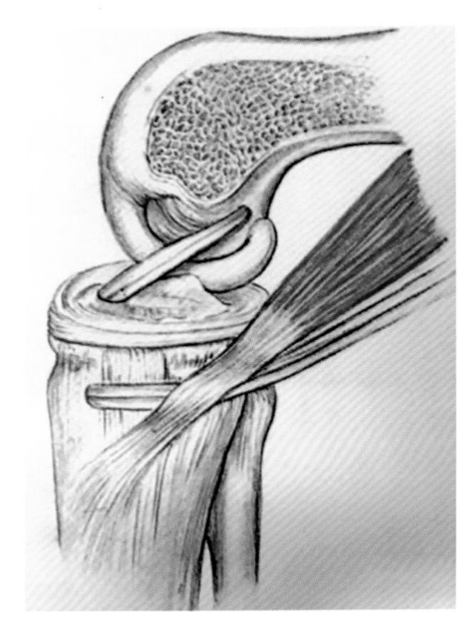

图 1.5

使用半腱肌和股薄肌肌腱进行 ACL 重建，依照 Puddu G 描述的技术（自"Atlante di Chirurgia Ortopedica Vol. Ⅱ" Bari 出版社 1985，经版权允许转载）[8]

ACL 股骨起点的解剖定位依靠我们原创研发的偏心导向器实现（图 1.6）。

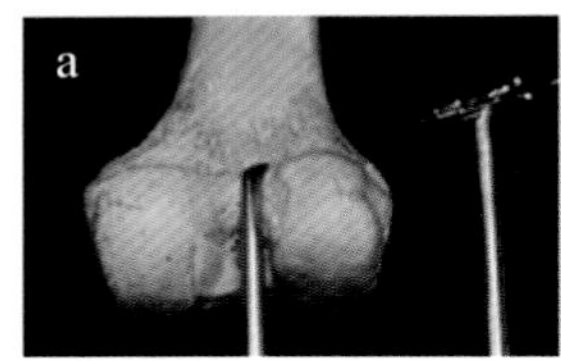

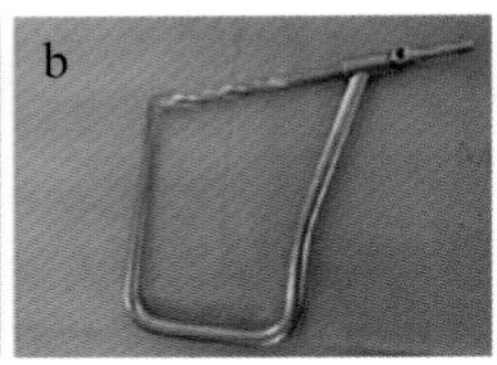

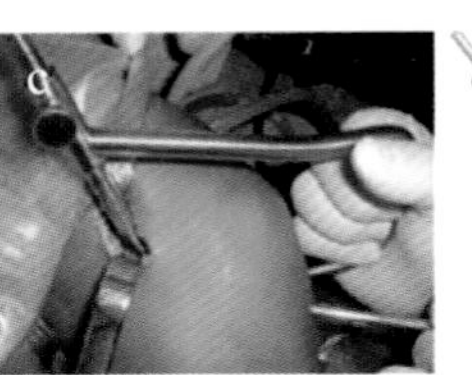

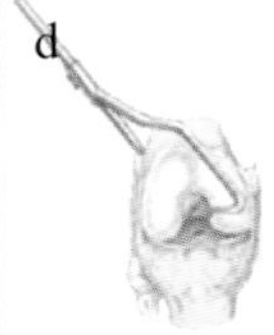

图 1.6　Puddu 研发的偏心导向器可以使股骨隧道出口建立在 ACL 股骨解剖止点处，位于过顶位的前方

（a，c，d）将导向器的尖端放置在过顶位；（b）偏心导向器；（d）自 Citieffe 公司（意大利博洛尼亚）产品目录。经许可转载

该导向定位器先是放置并锚固于股骨髁后方，然后采用由外向内技术制备股骨隧道，使得隧道出口位于过顶位（over-the-top）前方的 ACL 股骨起点水平。切取半腱肌时保留的胫骨止点处的骨块被置于股骨隧道中以期实现骨与骨组织的愈合，为了确保这种骨性愈合确切实现还需要在屈膝位制动膝关节数周（4 ~ 6 周）。

该技术的主要优点之一在于保留了腘绳肌的屈膝和内旋的肌力，这一优势在一项使用第一台可用的等动动力学测量仪 Cybex Ⅱ进行的等动动力测量研究中得到了证明。[15]

在大多数严重病例和高风险患者中，该手术术式与关节外肌腱固定术联合应用，以期更好地控制旋转不稳定和轴移现象。

由 Puddu 提出并获得我们科室主任 Lamberto Perugia 教授强烈支持的这项手术技术的原则包括以下几点：

—选择使用腘绳肌作为移植物。

—仔细考虑确认 ACL 的股骨解剖止点并采用由外向内技术制备股骨隧道。

—在部分病例有选择地附加关节外重建手术。

这三个原则代表了我们膝关节 ACL 损伤治疗理念的基本点，即使当今在手术技术（从开放技术转变到关节镜辅助技术）、固定装置、移植物切取技术以及术后经过和康复方面已经发生了诸多改变，这些原则至今仍未改变。

Puddu 原创的手术技术已经使用了多年，特别是用于治疗运动员，包括职业足球运动员。我有机会亲自随访了他们中的许多人，其术后康复过程十分漫长，往往需要经过 10 个月的术后康复才能最终获准重返赛场。我永远不会忘记罗马体育俱乐部最重要球员之一的卡洛·安切洛蒂，他在 3 年内双侧膝关节接受了这种手术方式的治疗，并重返赛场达到伤前的竞技水平（意甲联赛和意大利国家队比赛）。在 1990 年世界杯期间，当我作为意大利国家队的队医在赛场边首次亮相时，卡洛仍出场参赛。

Puddu 技术后来被摒弃，主要是由于术后疼痛，长时间制动以及漫长、充满压力且令人疲惫的康复过程，常导致恢复日常生活活动和运动竞技状态方面的延迟。

然而，即使在技术改良后（如使用关节镜辅助技术、肌腱近端离断、使用游离移植物、外侧肌腱固定技术以及加速康复），曾经激发出 Puddu 原创技术的基本原则仍然没有改变。正是由于对我们以上原则毫不动摇的信心，我们继续使用腘绳肌作为移植物，通过从外向内制备股骨隧道使得其出口位于 ACL 的股骨解剖止点处，并且在必要时使用关节外重建技术。即使在 90 年代和 21 世纪前 10 年，当全世界都认为经单一切口垂直放置的骨 – 髌腱 – 骨移植物（Rosenberg 技术）是 ACL 重建的金标准时[16]，我们的这一态度也依然没有改变。在过往这些年里我们取得的卓越的、并且可能是独一无二的治疗经验，使得我们有机会颇具权威性地与所有国际专家展开争论。

在此背景下，我们团队在过去几十年中发表的学术成果[1,17-26]，不仅有这些研究涉及中期和长期随访结果，还有相关研究分析了手术术式的所有方面：移植物和固定装置的生物力学、移植肌腱切取后的肌腱再生及其对屈膝装置的影响以及任何可能的术后并发症。

当前，由于世界上大多数外科医生已经重新考虑使用腘绳肌作为移植物[27]，并且重新认识到在 ACL 的解剖止点重建 ACL 的重要性[21]，由外向内钻取股骨隧道的优势[26]以及关节外重建的显著作用[28]，因此我们为自己原创的技术以及选择对这一技术始终坚定不移的坚持感到自豪。

（张　磊　译）

参考文献

[1] Ferretti A. A historical note on anterior cruciate ligament reconstruction. JBJS. 2003;85:970-1.

[2] Galeazzi R. La ricostituzione dei legamenti crociati del ginocchio. Atti e Memorie

della Società Lombarda di Chirurgia. 1934;II:302-16.

[3] Jones R, Smith SA. On rupture of the crucial ligaments of the knee and on fractures of the spine of the tibia. Br J Surg. 1913;1:70-89.

[4] Slocum DB, Larson RL. Rotatory instability of the knee. Its pathogenesis and a clinical test to demonstrate its presence. J Bone Joint Surg Am. 1968;50(2):211-25.

[5] Torg JS, Conrad W, Kalen V. Clinical diagnosis of anterior cruciate ligament instability in the athlete. Am J Sports Med. 1976;4(2):84-93.

[6] Galway R, Beaupre A, MacIntosh D. Pivot shift: a clinical sign of symptomatic anterior cruciate insufficiency. J Bone Joint Surg Br. 1972;54:763-4.

[7] Hughston JC, Andrews JR, Cross MJ, Moschi A. Classification of knee ligament instabilities. Part I. The medial compartment and cruciate ligaments. J Bone Joint Surg Am. 1976;58(2):159-72.

[8] Puddu G. Method for reconstruction of the anterior cruciate ligament using the semitendinosus tendon. Am J Sports Med. 1980; PMID: 7435756.

[9] Norwood LA. Treatment of acute anterolateral rotatory instability. Orthop Clin North Am. 1985;16(1):127-34.

[10] Norwood LA Jr, Hughston JC. 1. Combined anterolateral-anteromedial rotatory instability of the knee. Clin Orthop Relat Res. 1980;147:62-7.

[11] Terry GC, Hughston JC, Norwood LA. 1. The anatomy of the iliopatellar band and iliotibial tract. Am J Sports Med. 1986;14(1):39-45.

[12] Feagin JA. The crucial ligaments. New York: Churchill Livingstone; 1988.

[13] Müller W. (transl. Tegler TG). The knee: form, function, and ligament reconstruction. Springer-Verlag; 1983.

[14] Perugia L, Puddu G, Mariani PP, Ferretti A. Chronic anteromedial and anterolateral instability of the knee in athletes. Results of treatment with peripheral surgery. Rev Chir Orthop Reparatrice Appar Mot. 1982;68(6):365-8.

[15] Mariani PP, Ferretti A, Gigli C, Puddu G. Isokinetic evaluation of the knee after arthroscopic meniscectomy: comparison between anterolateral and central approaches. Arthroscopy. 1987;3(2):123-6.

[16] Rosenberg TD. Technique for endoscopic method of ACL reconstruction. Norwood, MA: Microsurgical, Inc; 1989.

[17] Ferretti A, De Carli A, Conteduca F, Mariani PP, Fontana M. The results of reconstruction of the anterior cruciate ligament with semitendinosus and gracilis tendons in chronic laxity of the knee. Ital J Orthop Traumatol. 1989;15(4):415-24.

[18] Ferretti A, Conteduca F, De Carli A, Fontana M, Mariani PP. Results of reconstruction of the anterior cruciate ligament with the tendons of semitendinosus and gracilis in acute capsulo-ligamentous lesions of the knee. Ital J Orthop

Traumatol. 1990;16(4):452-8.
[19] Ferretti A, Papandrea P, Conteduca F, Mariani PP. Knee ligament injuries in volleyball players. Am J Sports Med. 1992;20(2):203-7.
[20] Ferretti A, Conteduca F, Labianca L, Monaco E, De Carli A. Evolgate fixation of doubled flexor graft in anterior cruciate ligament reconstruction: biomechanical evaluation with cyclic loading. Am J Sports Med. 2005;33(4):574-82.
[21] Ferretti A, Monaco E, Ponzo A, Basiglini L, Iorio R, Caperna L, Conteduca F. Combined intra-articular and extra-articular reconstruction in anterior cruciate ligament-deficient knee: 25 years later. Arthroscopy. 2016;32(10):2039-47.
[22] Ferretti A, Monaco E, Ponzo A, Dagget M, Guzzini M, Mazza D, et al. The unhappy triad of the knee re-revisited. Int Orthop. 2019;43(1):223-8.
[23] Guzzini M, Mazza D, Fabbri M, Lanzetti R, Redler A, Iorio C, et al. Extra-articular tenodesis combined with an anterior cruciate ligament reconstruction in acute anterior cruciate ligament tear in elite female football players. Int Orthop. 2016;40(10):2091-6.
[24] Iorio R, Vadalà A, Di Vavo I, De Carli A, Conteduca F, Argento G, Ferretti A. Tunnel enlargement after anterior cruciate ligament reconstruction in patients with post-operative septic arthritis. Knee Surg Sports Traumatol Arthrosc. 2008;16(10):921-7.
[25] Monaco E, Labianca L, Speranza A, Agrò AM, Camillieri G, D'Arrigo C, Ferretti A. Biomechanical evaluation of different anterior cruciate ligament fixation techniques for hamstring graft. J Orthop Sci. 2010;15(1):125-31.
[26] Monaco E, Fabbri M, Redler A, Iorio R, Conteduca J, Argento G, Ferretti A. In-out versus out-in technique for ACL reconstruction: a prospective clinical and radiological comparison. J Orthop Traumatol. 2017;18(4):335-41.
[27] Thaunat M, Fayard JM, Sonnery-Cottet B. Hamstring tendons or bone-patellar tendon-bone graft for anterior cruciate ligament reconstruction? Orthop Traumatol Surg Res. 2019;105(1S):S89-94.
[28] Tramer JS, Fidai MS, Kadri O, et al. Anterolateral ligament reconstruction practice patterns across the United States. Orthop J Sports Med. 2018; 6(12): 2325967118811063.

第 2 章　ACL 二级稳定结构的解剖

◆ Andrea Ferretti, Matteo Guzzini, Edoardo Viglietta　著

膝关节位于髋关节和踝关节之间。在所有下肢的负重关节中，膝关节关节面对应的几何形状契合面积最小，导致其内在稳定性也最低。

相对于其他关节，膝关节关节面之间缺少机械性交锁。在髋关节，股骨头稳定在髋臼内；而踝关节则是距骨受内外踝挤压而位于踝穴之内；膝关节仅仅是圆柱形的股骨髁与非常平坦的胫骨平台形成关节面（图 2.1）。

关节稳定性对于大多数日常活动是至关重要的，比如保持站立姿势、行走、奔跑和跳跃。由于缺少机械性限制，膝关节稳定性几乎无一例外由各组韧带提供，这些韧带具有非常复杂的功能解剖。

膝关节韧带分布可分为以下三个间室：

■ 内侧间室始于前方的髌腱，向内侧延伸直至后交叉韧带（posterior cruciate ligament，PCL）的胫骨止点。

■ 外侧间室始于前方的髌腱，向外侧延伸直至 PCL 的胫骨止点。

■ 中央轴由两个交叉韧带组成。

Hughston 等[1,2]认为：前外侧旋转不稳（aterolateral rotatory instability，ALRI）始于前交叉韧带（anterior cruciate ligament，ACL）撕裂后损伤进一步加剧，导致外侧关节囊中 1/3 关节囊韧带撕裂，之后，大多数研究者认为 ALRI 和轴移现象是 ACL 损伤最终合并二级稳定结构

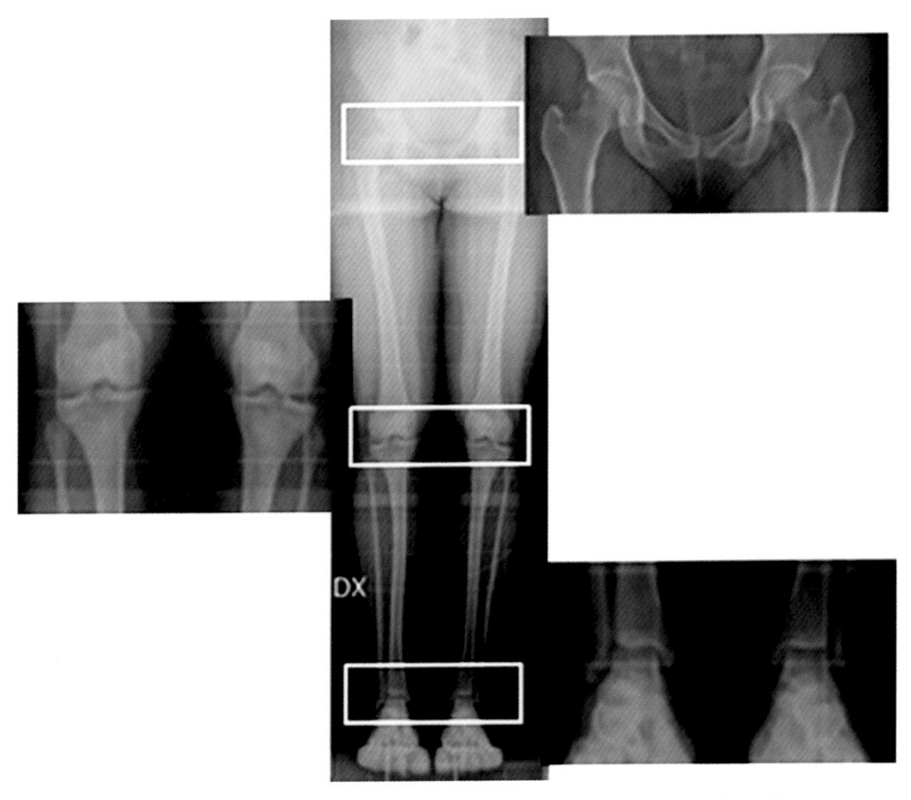

图 2.1 下肢负重位 X 线片显示髋、膝和踝关节不同的契合程度

损伤的结果，这种二级稳定结构的损伤严重影响了膝关节的不稳定。由于这种 ALRI 类型的膝关节不稳定与 ACL 和外侧间室二级稳定结构的损伤密切相关，故而对这些结构的细节性描述是非常必要的。令人惊讶的是，该区域的解剖关系至今仍然存在争议。

外侧间室前部由薄层关节囊组成，股四头肌腱延伸部略微加固，在生物力学上这种加强效果有限；而内侧三分之一则是最为重要的结构，缘于其在控制胫骨内旋方面发挥着重要作用[1,2]。

在 19 世纪晚期，一位法国医生 Paul Segond 首先报道了膝关节外侧间室存在一处增厚的韧带结构，该韧带的功能在于控制胫骨内旋。在他著名的论文“Recherches Cliniques Et Expérimentales Sur Les Épanchements

Sanguins Du Genou Par Entorse”（膝关节血肿是韧带拉伤的结果）中[3]，作者报道了一条坚韧的珍珠色纤维组织条索带，其在胫骨内翻 - 内旋应力下被拉紧，该条索足够强壮以致在遭遇外力时常常会导致胫骨的骨性止点处撕脱骨折。这种撕脱骨折目前仍然被称作 Segond’s 骨折，被认为是 ACL 损伤时间接的影像学征象，并且也是 ACL 损伤的合并症（图 2.2）。

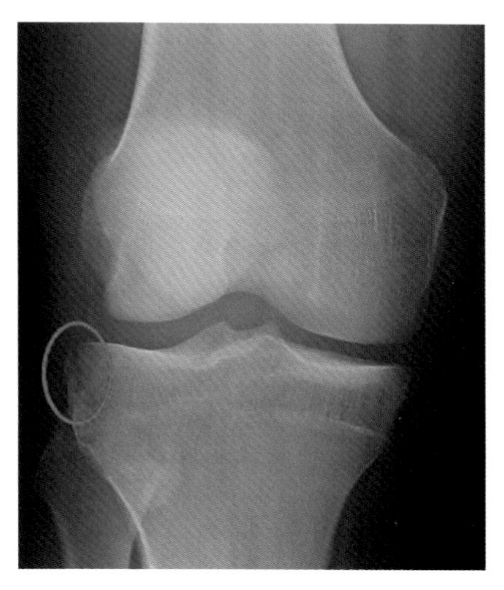

图 2.2　**Segond’s** 骨折：一种特殊类型的外侧胫骨平台撕脱骨折

在最近一个世纪，很多作者着力于前外侧间室解剖的研究，但研究结果常常充满矛盾。

J. Hughston 等[1,2]在他们一系列著名的研究中从未提及 Segond’s 骨折，而将前外侧关节囊韧带的内三分之一描述为关节囊的增厚；这一结构在支持 ACL 控制胫骨内旋方面发挥着至关重要的作用：只要这一韧带发生损伤，其结果必然导致膝关节的旋转不稳定（可通过“弹跳试验 Jerk test”确诊）。

十余年后，Feagin’s 观察与其几乎一致。在他的著作“至关重要的韧带（The Crucial Ligaments）”一书中，他提到了 Segond’s 骨折并且描述了位于前外侧关节囊水平存在清晰明显的增厚，明确地指出一条真正的关节囊韧带的存在（图 2.3）。

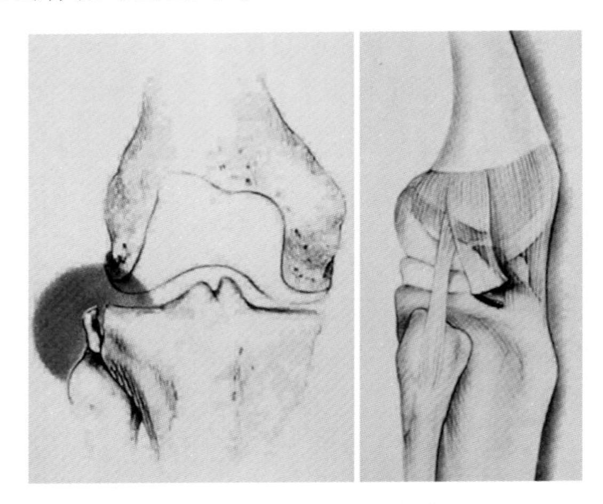

图 2.3 Segond's 骨折的发病机制

引自 Feagin 等著“The Crucial Ligaments”之第 51、54 页，Churchill Livingstone 出版社 1988 出版[4]

与其他学者不同，Werner Müller[5] 对此持有不同的见解。在他的著作“膝关节：结构、功能与韧带重建（The Knee: Form，Function，and Ligament Reconstruction）”中，他认识到 ACL 合并前外侧周围性结构损伤导致的旋转性不稳定。但是，他发现了前外侧股骨胫骨韧带（anterolateral femorotibial ligament，ALFTL）的存在，并将其描述为阔筋膜的一部分。更具特异性的是，ALFTL 位于髂胫束的深层后方，在外侧副韧带股骨髁止点的近侧附着于肌间隔处（Kaplan 纤维），向远侧跨越关节线止于 Gerdy's 结节，起到一条真正韧带的作用。与 Segond、Hughston 和 Feagin 发现不同的是，Müller 并未提到关节囊韧带，因为他所发现的 ALFTL 实际上是走行于更为浅层的解剖层面，桥接关节和关节囊本身。但是，在他之后的书中，Müller 发现在外侧关节囊的后二分之一，存在一条更为强壮的股骨胫骨之间的胶原纤维结构，Segond 描述的紧邻外侧胫骨平台关节软骨下、腓骨头上方的撕脱骨折片，恰恰佐证了在外侧关节囊存在着一条对抗张力应力的胶原纤维结构。

Hughston 的学生也对髂胫束的复杂解剖进行了彻底的研究。其中 Terry 等在其论文“髂髌束和髂胫束的解剖”[6] 中发现，在关节囊 - 骨性结构层面存在髂胫束的扩张部，其起于肌间隔而后止于外侧关节囊以及 Gerdy's 结节后方的胫骨上，并指出该结构真正承担了膝关节前外侧韧带的功能。在进一步的研究中，基于外科手术中的发现，同一作者报道了 ACL 撕裂常常同时伴随深层关节囊 - 骨性结构的损伤。他们也指出 ACL 与前外侧结构之间形成一种类似于吊索（sling）的结构，环绕股骨外髁后方共同协同阻止轴移现象的发生（倒 U 形或马蹄形效应，见图 2.4）。

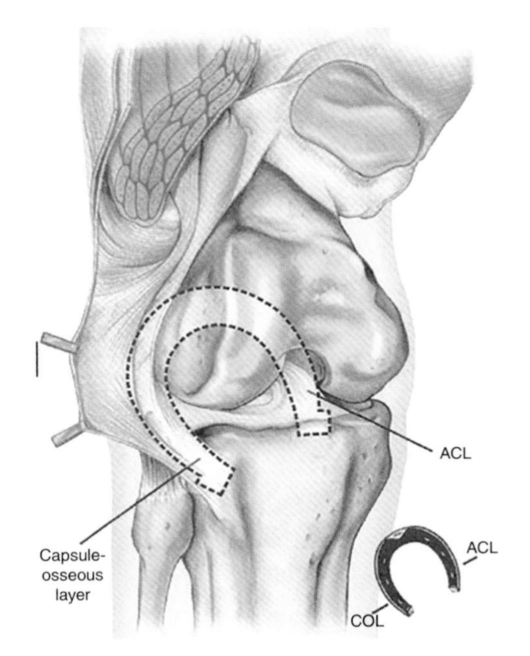

图 2.4　马蹄效应，由髂胫束的关节囊 - 骨层与 ACL 组成环绕股骨外髁后方的倒 U 形结构（Viera 等准许）[8]

2013 年 Claes 等 [9] 发表了关于真正关节囊韧带、前外侧韧带（anterolatral ligament，ALL）的详细解剖学研究，并仔细描述了其起止点和走行，而后又在后续研究中 [10]，描述了其形态学和生物力学特征。Claes 的研究起到调解学术分歧的效果，因为整个学术界惊讶地听到一条新的膝关节韧带在 21 世纪被发现。

基于对 41 个膝关节标本的解剖，作者们发现除去 1 个标本存在例外，其余 40 个标本都一致地存在一个定义明确、与前外侧关节囊界限清晰易于区分辨识的韧带结构。这个被命名为前外侧韧带的结构起于股骨外上髁附近、外侧副韧带（lateral collateral ligament，LCL）股骨外上髁止点稍前方；向胫骨近端之前外侧斜行走行，途中与外侧半月板形成坚强附着，并包绕膝外下动静脉。前外侧韧带止于 Gerdy's 结节与腓骨头尖端连线中点附近的区域，与髂胫束分界明显。ALL 平均长度在屈膝位为 41mm 而伸膝位为 38mm，其宽度大约为 10mm，在关节线水平的厚度为 1mm。在膝关节伸屈活动范围中，观察到在屈膝中段以及胫骨内旋体位时 ALL 韧带的张力最大（图 2.5）。

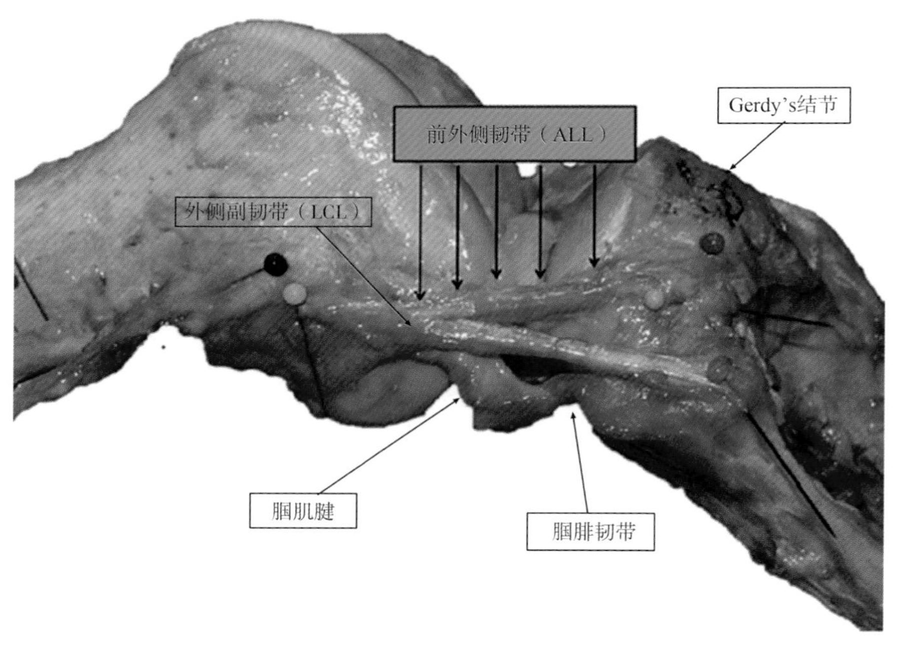

图 2.5　Claes 等报道的前外侧韧带的解剖 [9]

Claes 等的研究结果引发了广泛的争议，因为很多学者不同意他们研究组的研究发现。他们提出的最主要问题在于 ALL 的存在究竟是一个神话还是现实[9,11]。

不管怎样，Claes 和他团队的研究成果重新唤起了对 ACL 二级稳定结构的关注，这一结构已被全世界范围内大多数外科医生所遗忘。事实上，由于 Claes 的报道，许多相关文献得以发表，并且大多数支持 Claes 研究团队的发现[12-14]。

就个人观点而言，我们相信解剖学上存在着前外侧关节囊加强结构，该结构对应的也正是 Claes 在文献中展示的结构，该结构很可能是作为一条真正的韧带发挥着其应有的作用。

作为支持，我们提供了很多实例作为证据。

遵循着 Claes 提出的解剖方法，我们进行了进一步的解剖学研究。

Daggett 等[12]在尸体解剖研究中清晰地描述了找到膝关节前外侧韧带的步骤：

"ALL 可以很容易地通过以下三个步骤被发现和分离出来：①由近侧向远侧翻开髂胫束，保留髂胫束深面的结构。②在膝关节屈曲 30° 至 60° 的范围内同时施加内旋应力，可以发现 ALL 韧带。在此体位下经由股二头肌肌腱反折部切开后关节囊，分离出外侧副韧带，然后去除 ALL 后缘与外侧副韧带之间的关节囊。③前关节囊切开则是切除 ALL 前缘的所有前方组织。"

这些作者还得出以下结论："ALL 是作为膝关节外侧的关节外结构显著地存在着的。ALL 的起点是自然存在的骨性结构，位于股骨外上髁略偏后偏近侧的区域。ALL 也有一些纤维结构附着于外侧半月板，而其主要止点则附着于 Gerdy's 结节和腓骨头之间的胫骨区域。"

Redler 等则在他们的显微和超微结构研究中提供了更多的关于 ALL 精确自然属性的证据。从 4 个新鲜冷冻的膝关节标本中采集获取八个 ALL、前外侧关节囊以及内侧副韧带（medial collateral ligament，MCL）标本，分别进行光学显微镜、可变压力扫描电子显微镜以及透射电子显微镜观察。通过分析 ALL 的结构和超微结构（图 2.6、图 2.7），并与其他膝关节韧带和关节囊进行比较，他们确认 ALL 是韧带结构。他们的描述是："超微结构分析显示 ALL 具备和 MCL 相似的形态，而此二者与关节囊相比则具有显著的差异。在光学显微镜下，ALL 和 MCL 具备特征性的、致密的、呈现纵向排列和横向排列的胶原纤维束，而关节囊则被发现呈现杂乱无章排列的结构。在透射电子显微镜下，ALL 和 MCL 的胶原纤维显示具有相似的超微结构形态，二者均具有平行、纵向排列的胶原纤维……可变压力扫描电子显微镜显示 ALL 和 MCL 的形态为纤维，束致密叠加且有组织的排列，相比之下关节囊则是不规则排列的纤维。"

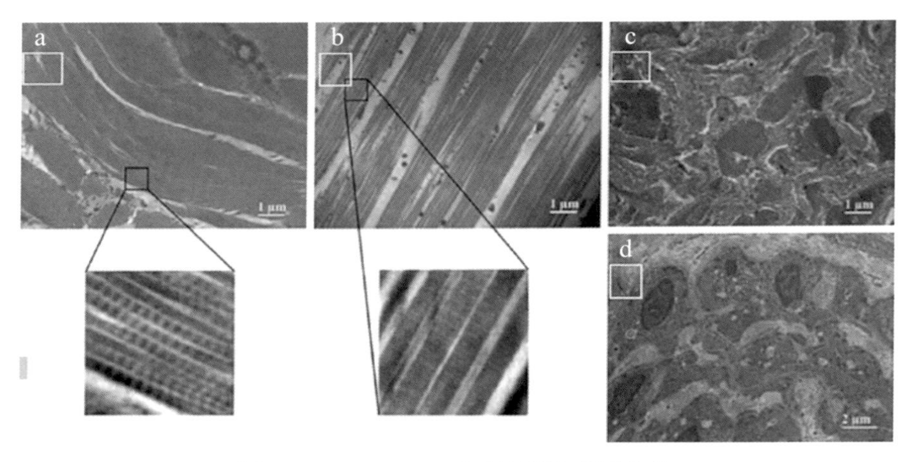

图 2.6　ALL、MCL 和关节囊的超微结构

（a）ALL 胶原纤维；（b）MCL 胶原纤维。内嵌图：对应图片中相同大小的放大区域中排列整齐的纤维；（c）包绕 ALL 的前外侧关节囊；（d）关节囊的滑膜细胞[15]。ALL 前外侧韧带，MCL 内侧副韧带（修改自 Redler 等的文献）

另外一条证明 ALL 存在的证据则是来自 Segond's 骨折。在最近几年我们收集了一项对 Segond's 骨折进行复位再固定手术治疗的大样本病例序列研究。所有的病例骨折均发生在胫骨水平、位于阔筋膜和髂胫束深面，恰巧位于 ALL 韧带的远侧止点处，大约是 Gerdy's 结节和腓骨头连线的中点区域。更表浅的阔筋膜则是保持完整或者只有轻微拉伤但总是完美地附着于 Gerdy's 结节上。至于 Segond's 骨折的骨折块，非常清楚地只有关节囊附着于其上（图 2.8）。

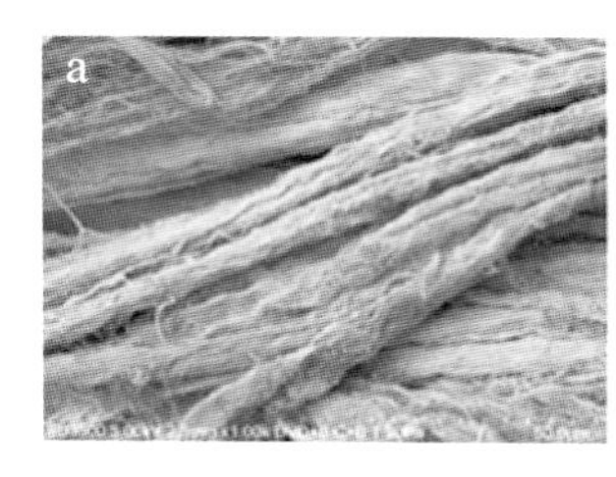

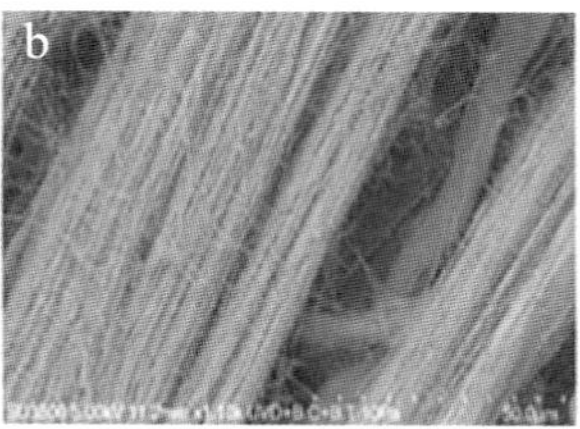

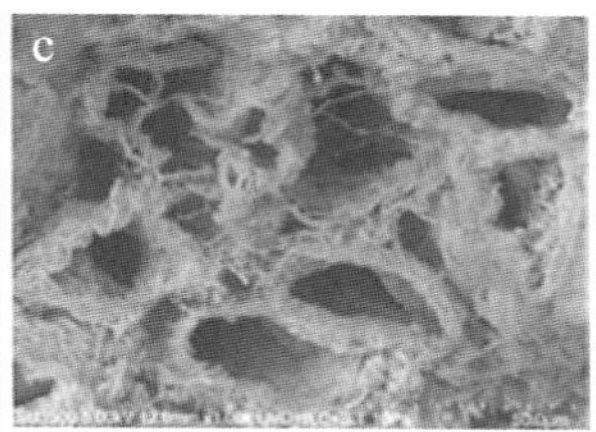

图 2.7　ALL、MCL 和关节囊的三维表面形态

（a）ALL 纤维束；（b）MCL 纤维束；（c）包绕 ALL 的关节囊的微小孔穴[15]。ALL 前外侧韧带，MCL 内侧副韧带（修改自 Redler 等的文献）

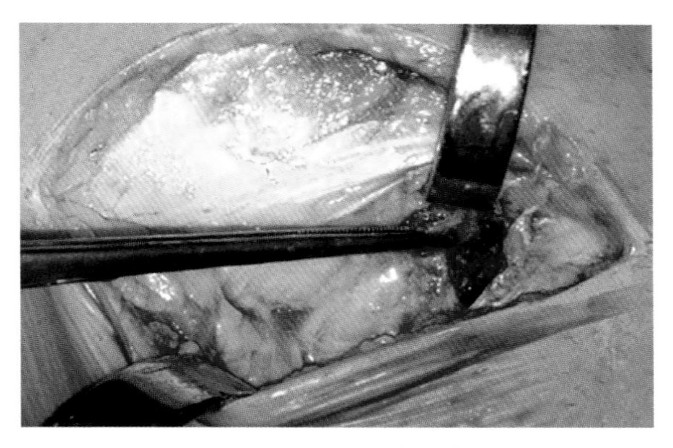

图 2.8　Segond's 骨折的手术中所见

因为只有一条强壮的韧带或者说一条韧带样结构成为在遭遇极端牵拉力时导致撕脱骨折，故此否认 ALL 或者 ALL 类似结构的存在，目前看来似乎有些不合时宜并且不合逻辑。

一个有趣的问题是：ALL 是否被认为是控制旋转稳定性和轴移现象的唯一 ACL 二级稳定结构，抑或是 ALL 只是一系列共同协同完成以上功能的众多结构之一。

与其他学者达成一致的是，我们认为 ALL 是完成以上功能的一组结构（即前外侧复合体）中的主要部分，前外侧复合体的其他组成部分还包括髂胫束深层（Terry 等[7] 描述的关节囊 - 骨性结构层）以及外侧半月板后角。ACL 损伤同时有很高的 ALL 损伤率，在生物力学效应层面 ALL 是爆发性轴移（+++）现象的主要责任结构[16,17]。

J. Hughston 等 1976 年发表的内侧间室和外侧间室的解剖研究论文[1,2]，作者们意识到内外侧两个间室似乎表现为相似的特征。在内侧间室，他们发现了内侧副韧带具有深层和浅层结构。浅层结构（在解剖学书籍中通常被描述为“内侧副韧带”）具有条带样形状（ribbon-like shape），起于股骨内上髁而后止于鹅足肌腱深面的胫骨区域。此韧带结构在关节囊浅层桥接跨越关节面并且在其深面有滑囊组织与关节囊形成分隔。内侧副韧带深层实际上是关节囊的加强部分或者又被称为关节囊韧带，可以分为两部分：即位于关节面近侧、更长的半月板股骨韧带，以及位于关节面远侧、更短的半月板胫骨韧带，二者均坚实地附着于内侧半月板。

在外侧间室也有同样的结构构型。浅层是以髂胫束深层为代表、起自股骨外上髁，向远侧跨越关节间隙后止于 Gerdy's 结节，其走行几乎与 MCL 平行（图 2.9）。深层结构则是以“前外侧关节囊韧带的内三分之一”（目前成为 ALL）为代表，进而被分为半月板股骨部分以及半月板胫骨部分。

事实上，在我们的解剖学研究以及 Claes 的原创性描述中，ALL 是与外侧半月板具有紧密的联接（图 2.10）。Corbo 等[18] 在关于 ALL 的组织学与生物力学研究中发现了 ALL 具有两个组成部分（上方的半月板股骨部分和下方的半月板胫骨部分），同样也发现半月板下方纤维比之半月板上方纤维更加强壮并且具有更高的对抗形变的刚度。

这一极具吸引力的描述可能有助于外科医生更好地理解膝关节前外侧间室的复杂解剖结构，这一结构对于保持膝关节旋转稳定性的作用不应该再受到质疑。

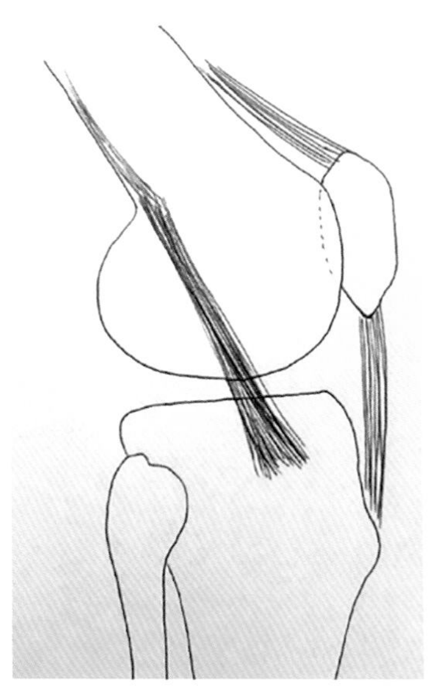

图 2.9　Müller 描述的前外侧股骨胫骨韧带，其走行几乎与内侧副韧带平行并且可能起到 **ALL** 浅层的作用（修改自 **Müller W. The Knee: Form，Function，and Ligament Reconstruction，1982**[5]）

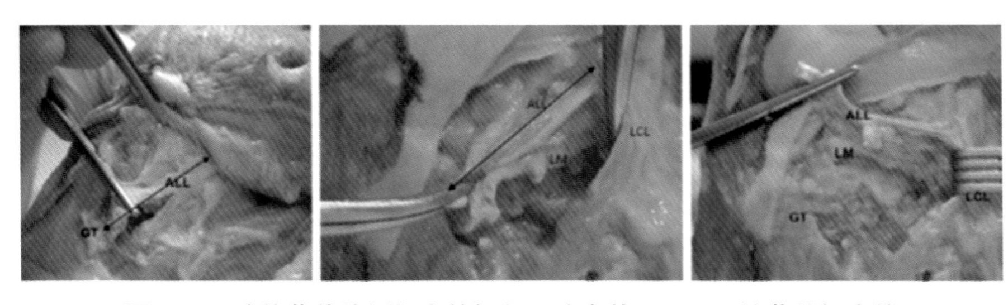

图 2.10　膝关节前外侧间室的解剖，注意从 **Gerdy's** 结节处解离的 **ALL** 与外侧半月板周围缘的联接（**C**）

GT：Gerdy's 结节，LCL：外侧副韧带，LM：外侧半月板

（徐青镭　李　飞　译）

参考文献

[1] Hughston JC, Andrews JR, Cross MJ, et al. Classification of knee ligament

instabilities. Part I. The medial compartment and cruciate ligaments. J Bone Jt Surg. American volume. 1976;58(2):159-72.
[2] Hughston JC, Andrews JR, Cross MJ, et al. Classification of knee ligament instabilities. Part II. The lateral compartment. J Bone J Surg. American volume. 1976;58(2):173-9.
[3] Segond PF. Recherches Cliniques Et Expérimentales Sur Les Épanchements Sanguins Du Genou Par Entorse. 1879.
[4] Feagin JA. The Crucial Ligaments. Churchill Livingstone; 1988.
[5] Muller W. The Knee, form, function, and ligament reconstruction. Springer Verlag; 1982.
[6] Terry GC, Hughston JC, Norwood LA. The anatomy of the iliopatellar band and iliotibial tract. Am J Sports Med. 1986;14(1):39-45.
[7] Terry GC, Norwood LA, Hughston JC, Caldwell KM. How iliotibial tract injuries of the knee combine with acute anterior cruciate ligament tears to influence abnormal anterior tibial displacement. Am J Sports Med. 1993;21(1):55-60.
[8] Vieira EL, Vieira EA, Da Silva RT, Berlfein PA, Abdalla RJ, Cohen M. An anatomic study of the iliotibial tract. Arthroscopy. 2007;23:269-74.
[9] Claes S, Vereecke E, Maes M, Victor J, Verdonk P, Bellemans J. Anatomy of the anterolateral ligament of the knee. Journal of anatomy. 2013;223(4):321-8.
[10] Claes S, Luyckx T, Vereecke E, Bellemans J. The Segond fracture: a bony injury of the anterolateral ligament of the knee. Arthroscopy. 2014;30(11):1475-82.
[11] Musahl V, Rahnemai-Azar AA, Van Eck CF, Guenther D, Fu FH. Anterolateral ligament of the knee, fact or fiction? Knee Surg Sports Traumatol Arthrosc. 2016;24(1):2-3.
[12] Daggett M, Busch K, Sonnery-Cottet B. Surgical dissection of the anterolateral ligament. Arthrosc Tech. 2016;5(1):e185-8.
[13] Helito CP, Demange MK, Bonadio MB, Tírico LE, Gobbi RG, Pécora JR, Camanho GL. Anatomy and Histology of the Knee Anterolateral Ligament. Orthop J Sports Med. 2013;1(7):2325967113513546.
[14] Sonnery-Cottet B, Lutz C, Daggett M, Dalmay F, Freychet B, Niglis L, et al. The involvement of the anterolateral ligament in rotational control of the knee. Am J Sports Med. 2016;44:1209-14.
[15] Redler A, Miglietta S, Monaco E, Matassa R, Relucenti M, Daggett M, Ferretti A, Familiari G. Ultrastructural assessment of the anterolateral ligament. Orthop J Sports Med. 2019;7(12):2325967119887920.
[16] Ferretti A, Monaco E, Fabbri M, Maestri B, De Carli A. Prevalence and classification of injuries of anterolateral complex in acute anterior cruciate ligament

tears. Arthroscopy. 2017;33(1):147-54.

[17] Ferretti A, Monaco E, Gaj E, Andreozzi V, Annibaldi A, Carrozzo A, Vieira TD, Sonnery-Cottet B, Saithna A. Risk factors for Grade 3 pivot shift in knees with acute anterior cruciate ligament injuries: a comprehensive evaluation of the importance of osseous and soft tissue parameters from the SANTI Study Group. Am J Sports Med. 2020;48(10):2408-17.

[18] Corbo G, Norris M, Getgood A, Burkhart TA. The infra-meniscal fibers of the anterolateral ligament are stronger and stiffer than the supra-meniscal fibers despite similar histological characteristics. Knee Surg Sports Traumatol Arthrosc. 2017;25(4):1078-85.

第 3 章 前外侧不稳定和轴移现象的生物力学

◆ Andrea Ferretti, Susanna M. Pagnotta 著

自从学者提出：膝关节 ACL 损伤后轴移现象和前外侧不稳定相关，研究者和外科医生开始把注意力集中到膝关节外科，并且膝关节疾病具有复杂发病机制和生物力学机制。事实上，从二十世纪七八十年代以来，大多数学者认同这样一种观点，即轴移现象和 ACL 损伤相关，但膝关节外侧间室二级稳定结构的损伤会显著加重轴移不稳定的程度[1]。Hughston 同其他著名的膝关节外科专家们认为单纯 ACL 损伤几乎不存在，或者说如果有也是极其罕见。他们推测导致膝关节生物力学改变的责任部位是膝关节外侧腔室的二级稳定结构。随着关节镜技术的出现，外科医生们的兴趣转移到关节镜下更加容易发现的关节内结构，而之前多年研究中已经被发现和定义的关节外结构，却被彻底地忽略了其作用[2-4]。

在我们医院开始应用手术导航系统后对膝关节前外侧旋转不稳定的生物力学机制的探究被激发了。我们在该领域已经展开了一些研究，并某些方面采用了独一无二的研究方法，这些研究有助于理解这一问题。

第一项研究发表在 2012 年 KSSTA 杂志上[5]，其目的在于评估 ACL 损伤伴或不伴有前外侧关节囊韧带损伤的情况下膝关节的运动学变化。这项研究在 Claes 等[6]的解剖学研究以及相似的生物力学研究成果前 2 年发表，Claes 等的这项生物力学研究获得了欧洲运动创伤、膝关节外

科与关节镜学会（European Society of Sports Traumatology，Knee Surgery and Arthroscopy，ESSKA）的奖项 [7]。

本研究假设为并非所有的 ACL 损伤都导致同样程度的膝关节松弛度。相对其他采用尸体进行类似研究相比，其选用的是截取的膝关节标本，而我们研究选用的研究对象是所有肌肉止点和关节周围软组织全部保留的整个下肢 [8-10]。我们研究的另一个特色在于采用手术导航系统展开生物力学研究。其他作者在研究中采用类似机器人的设备仅仅是模拟轴移现象 [9]，与之对比我们借助这些导航系统展开的研究其主要优势在于有机会复制任何可能的临床检查诱发试验，包括真正的轴移试验。此导航系统的可靠性在之前的试验中已经得到了验证 [11]，其精确性也得到广泛的认可，此系统可以检测出胫骨和股骨之间三维方向上的微小位移，误差控制在 1 mm 和 1° 。考虑到这一技术方法的可靠性和关节周围软组织的完整性，本研究理应被视为比其他那些采用截取膝关节标本展开的尸体研究更加准确和可靠。局部截取的膝关节标本其总体稳定性会大打折扣，因为这样的膝关节局部标本没有完整的、重要的膝关节稳定结构：譬如股二头肌、阔筋膜以及半膜肌，缺少这些稳定结构会导致膝关节总体稳定性的下降，并使得后续的膝关节韧带切断后的生物力学测试结果受到影响。

我们的研究选用了 10 个完整膝关节的下肢标本，这些膝关节先前没有病损史或者外观没有病变。采用 2.0 OrthoPilot ACL 导航系统（B. Braun Aesculap，图特林根，德国）计算膝关节的运动学指标。这些指标包括胫骨相对于股骨的胫骨前移（anterior tibial translation，ATT），胫骨内旋角度（internal rotation，IR）和胫骨外旋角度（external rotation，ER）。采用 2.5 mm 的克氏针分别连接固定股骨侧和胫骨侧的传感器。各种不同的关节外解剖标志位点采用直的点式定位器（第三传感器）输入系统（图 3.1）。

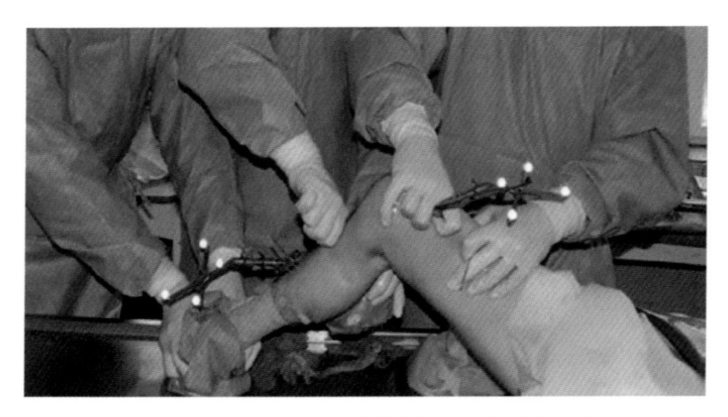

图 3.1 将膝关节传感器固定于骨用于导航

以膝关节进行屈曲和内外旋活动为校准系统。分别在以下几种情况下评估膝关节的运动功能：所有结构完整状况下、切断 ACL 的 PL 束后（关节镜下用刨削器和关节镜剪切断）、关节镜下完全切断 ACL 的 PL 束和 AM 束、完全切断 ACL 后进一步切断前外侧关节囊。通过曲棍球棒式切口切开皮肤显露膝关节的前外侧，沿髂胫束纤维束走行锐性切开髂胫束并显露关节囊。在膝外侧关节间隙水平、外侧半月板下方横行切断前外侧韧带（anterolateral ligament，ALL）约 2 cm，该区域是 ALL 损伤最易发生的位置（图 3.2）。对整个操作过程的以上四个不同阶段测量以下参数：膝关节屈曲 30°、60° 和 90° 时胫骨相对于股骨的最大前移距离以及屈膝 0°、15°、30°、45°、60° 和 90° 时胫骨的最大 IR 和 ER 角度。此外，由同一位资深手术医生采用 Lachman 试验（阳性或阴性）和轴移试验（1+ 滑动，2+ 弹响，3+ 半脱位）对膝关节进行临床评估。

该研究的第一个重要结果是：单纯切断 PL 束（真正意义上的 ACL 韧带部分损伤）不会导致任何可以检测出的前移和旋转等稳定性改变。只有完全切断 ACL 的两束结构后才会观察到胫骨前移（所有屈曲角度范围内）的显著增加。前外侧关节结构损伤后只有在屈膝 60° 时才会导致胫骨前移的进一步增加（表 3.1）。

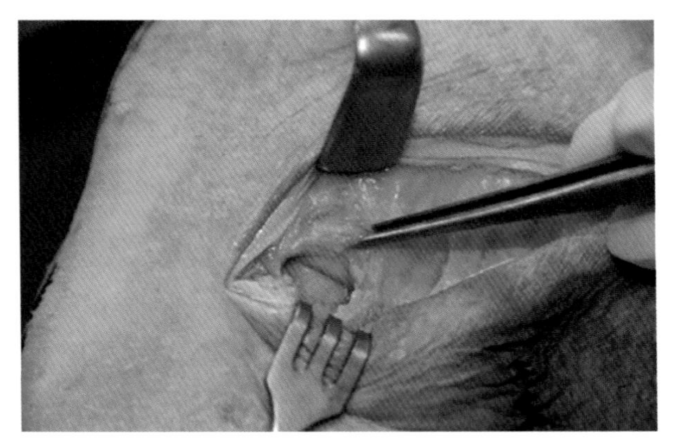

图 3.2　前外侧膝关节囊撕裂

表 3.1　膝关节不同屈曲角度下胫骨的前后向位移

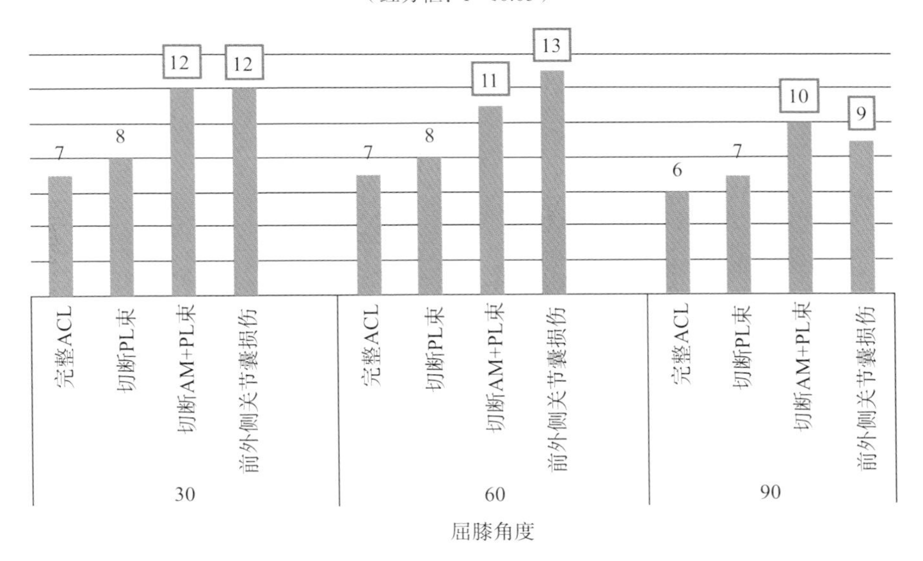

在旋转稳定性方面，无论 ACL 部分损伤（切断 PL）还是完全损伤（切断 PL+AM）都不会导致膝关节旋转稳定性发生统计学意义上的显著改变，而在联合切断前外侧关节囊（AL 关节囊）后则会导致屈膝 30°、45°、60° 和 90° 时出现统计学意义上显著的膝关节旋转不稳定（表 3.2）。

表 3.2 膝关节不同屈曲角度下胫骨的旋转角度

完全膝损伤（外旋+内旋）（度）
（红方框：$P<0.05$）

屈膝角度	完整ACL	切断PL束	切断AM+PL束	前外侧关节囊损伤
0	29	25	27	32
15	38	34	35	44
30	44	39	41	51
45	45	42	45	53
60	44	41	44	54
90	43	42	44	51

屈膝角度

临床评估方面，Lachman 试验也只有在 ACL 完全损伤后表现为阳性并在联合切断 AL 关节囊后持续存在。序贯性切断前述各个结构对轴移试验产生的影响更加有趣且具有不可预测性。单纯 PL 束损伤膝关节轴移试验仍然表现为阴性；ACL 完全损伤后 2 例样本轴移试验继续表现为阴性，7 例表现为低度轴移不稳定（1+ 级阳性）而仅 1 例为中度轴移不稳定（2+ 级阳性）。ACL 切断后进一步切断 AL 关节囊则在所有样本表现为轴移试验阳性等级的增加，其中 3 例表现为轴移试验 2+ 级阳性，7 例为轴移试验 3+ 级阳性（表 3.3）。

这项研究最重要的发现在于证实了我们的研究假设：ACL 损伤会导致不同程度地膝关节不稳定；单纯 ACL 损伤并非导致生物力学相关的、且在临床检查可以发现的膝关节旋转不稳定，而 ACL 损伤合并 AL 关节囊损伤则可显著增加膝关节旋转不稳定的程度。单纯 ACL 损伤不会导致严重的高度轴移不稳定（3+ 阳性），高度轴移只有在 ACL 合并 AL 关节囊损伤时才会观察到。

表 3.3　各个结构序贯性切断对轴移试验结果的影响

	轴移试验
完好膝关节	–10/10
切断 PL 束	–10/10
切断 AM + PL 束（ACL 撕裂）	–2/10
	+7/10
	++1/10
ACL 撕裂 + 前外侧关节囊切断	–0/10
	+0/10
	++3/10
	+++7/10

PL ACL 后外侧束；AM ACL 前内侧束；AL 前外侧

该研究的重要性在于：在一个 ACL 似乎是外科医生和研究者们唯一关注点的时代，该研究结果让膝关节外科医生将关注焦点重新转移到膝关节二级稳定结构，在前外侧旋转不稳定（anterolateral rotatoty instability，ALRI）和轴移现象的发病机理与生物力学方面的作用。

在这项研究发表近十年后，另一项体内研究进一步证实了我们的研究结果[12,13]。在这项进行手术治疗的 200 例急性 ACL 损伤患者进行的连续性病例系列研究中，通过包括骨形态学和软组织损伤方面的多项解剖学和手术解剖学的因素进行分析，导致爆发式轴移现象的唯一统计学意义相关的因素只有前外侧韧带（anterolateral ligament，ALL）损伤[13]。

我们这项研究的主要局限性在于该导航软件只能让我们分析膝关节生物力学的静态参数，而更为精确地评估和测量轴移试验需要动态评估方法。新的 OrthoPilot 2.2 导航系统由于软件有能力在同样的准确度上记录动态而非静态位置时胫骨相对于股骨的位移改变，可以进行更精确的生物力学评估。新的软件不仅能记录 Lachman 试验过程中胫骨的前移距离，也能分析在所有伸屈膝角度范围内进行轴移试验过程中胫骨的前移和同时伴随发生的旋转角度的变化（图 3.3）。

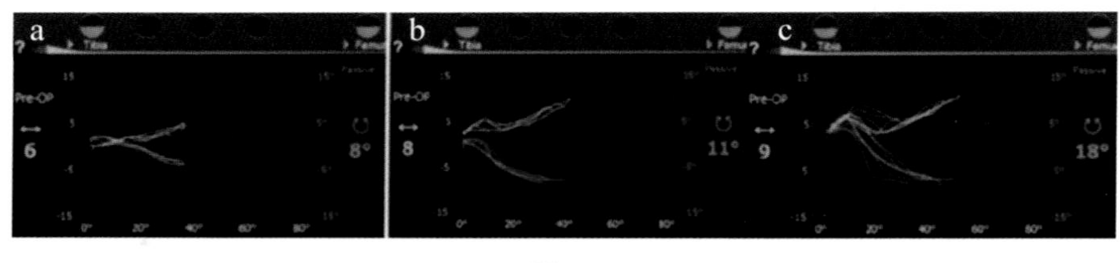

图 3.3

导航系统界面（a）切断 ACL 前的完整膝关节，（b）ACL 切断后，（c）ACL+ALL 损伤（黄色：标示胫骨前移；绿色：标示胫骨旋转）

与前期的研究相似的是，我们在开始阶段将研究假设设定为胫骨前移的增加是单纯 ACL 损伤的结果，而胫骨旋转的增加是合并损伤所导致。使用新版软件记录以下三种情况下胫骨相对于股骨的位移：膝关节韧带完整、单纯的完全性 ACL 损伤、ACL 合并 ALL 损伤。实施各个韧带切断的试验方法和程序与之前研究一致，先在韧带完整状态下实施轴移试验过程中动态测量 ATT（胫骨前移）和 ITR（胫骨内旋角度），然后在切断 ACL 和联合切断 ACL 和 ALL 后分别重复以上动态测量程序。每一状态下的 Lachman 试验和轴移试验都是由同一位外科医生完成三次操作，导航系统下对进行三次检查的数据取均值。轴移试验由相同的医生手工实施以使得观察者内部测量误差达到最小化。同样地，此次研究使用的是保留关节周围结构的完整下肢标本，以期还原再现临床场景。

研究结果证实了我们的研究假设，完全切除 ACL 后 Lachman 试验的 ATT 表现为统计学意义上的显著增加，而进一步切断 ALL 不会导致 ATT 进一步增加（表 3.4）。

在轴移试验过程中，切断 ACL 可以测得 ATT 统计学意义上的显著增加，而进一步切断 ALL 不会导致 ATT 进一步增加。切断 ACL 导致轴移试验过程中 ITR 显著增加，而进一步切断 ALL 则会导致 ITR 进一步增加（表 3.5）。

表 3.4 完整膝关节、ACL 损伤膝关节（ACL-D knee）以及 ACL 和 ALL 损伤的膝关节（ACL+ALL-D knee）在屈膝 30° 时（静态 Lachman 试验）时平均胫骨前移毫米数值（标准差）。红色方框：$P < 0.05$

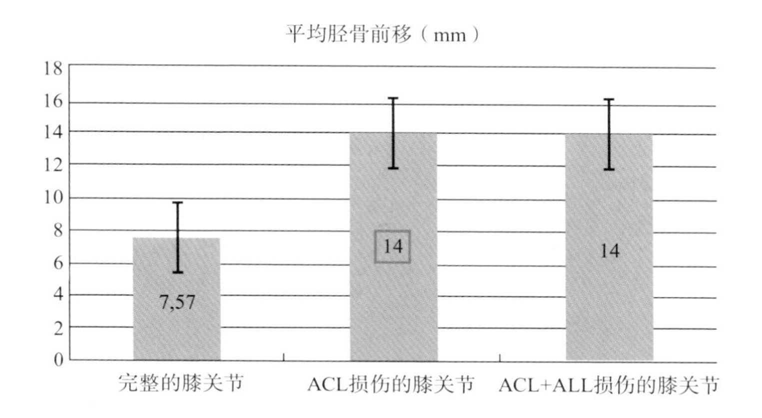

表 3.5 完整膝关节、ACL 损伤膝关节（ACL-D knee）以及 ACL 和 ALL 损伤的膝关节（ACL+ALL-D knee）在实施轴移试验过程中的平均胫骨内旋的角度（标准差）。红色方框：$P < 0.05$

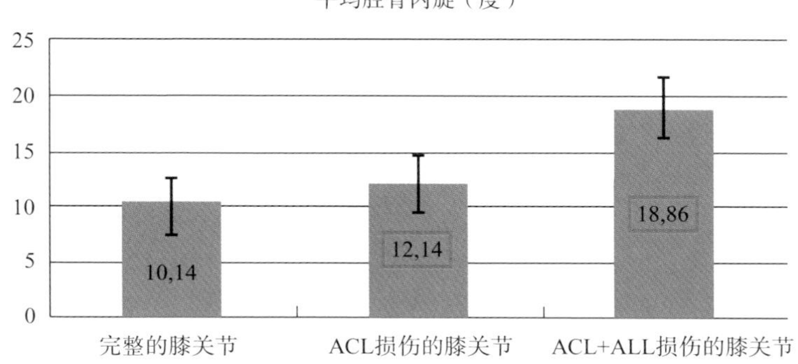

总的来说，该研究揭示了 ACL 和二级稳定结构损伤后导致的实施轴移试验时发生的静态和动态测量数值方面的差异。尽管如此，先前试验研究的结果还是最终得到了证实。

这些研究结果与 Parsons 等 [14] 的研究结果是一致的，其研究发现 ALL 在膝关节高度屈曲时对控制胫骨内旋起到更大的作用。这项研究是通过机器人测试系统分别在进行前抽屉试验和ITR（胫骨内旋）时测量作用于ACL和ALL韧带上的原位应力，并得出的以上结论。在最近的一项研究中，Bonanzinga等[15]采用了不同的导航系统（Polaris；NDI，滑铁卢，安大略省，加拿大）评估先后切断ACL和ALL情况下轴移试验的量变。轴移试验时松弛度参数的评估采用的是胫骨外侧间室的位移加速度和内旋角度。研究发现：在轴移试验过程中单纯ACL损伤不会显著影响加速度，但是ALL对控制加速度方面起到了显著的作用。相类似的研究，Spencer等[16]在序贯性切断研究中发现在ACL合并ALL损伤的情况下，ALL在模拟轴移试验的早期阶段发挥着有效限制胫骨内旋的作用。

也有一些研究认为：髂胫束（而非ALL）才是控制胫骨内旋的主要生物力学因素[17-19]。这些研究存在着潜在的严重偏倚，一是测量数据来自模拟试验，二是标本用的是切除了肌腱和肌肉的离断的膝关节。从临床的视角分析这些针对髂胫束作用的研究，我们认为髂胫束的损伤几乎不会与单纯性ACL损伤合并发生，而是通常发生在更为严重的损伤和多发韧带损伤时。值得注意的是，髂胫束损伤也会影响并削弱膝关节冠状面的稳定性，影响或损伤膝关节的稳定性，并导致内翻应力试验阳性，但该研究中，在ALRI时内翻应力试验通常是阴性的。

综上所述，根据我们的临床经验和生物力学研究，可以得出以下结论：

（1）ACL的部分损伤多局限于PL束，其对膝关节稳定性的影响非常小，即使对膝关节稳定性可能有影响，临床上几乎没有阳性表现。

（2）ACL完全撕裂会造成胫骨前移，临床上可以通过Lachman试验阳性确诊；但ACL完全撕裂对静态和动态（轴移试验）胫骨内旋的影响非常有限。

（3）ALL对限制胫骨内旋起到非常重要的作用。

（4）ALL损伤会叠加膝关节旋转不稳定的程度，并且是导致轴移试验强阳性的最为重要的因素。

本世纪的第一个十年期间 ACL 双束重建技术开始应用于临床，这项手术技术基于匹兹堡大学和 Freddie Fu 教授的系列研究结果 [20]，以及先前的一系列生物力学研究结论：AM 束控制胫骨前向移动而 PL 束控制胫骨内旋和轴移 [21]。

为了验证双束技术的疗效，我们使用导航系统开展了一项体内生物力学研究，比较双束技术和解剖单束 ACL 重建联合关节外手术 [22]。这项研究发表在 KSSTA 杂志，并被 Ejnar Eriksson 教授在题为“ACL 重建选择双束技术还是单束加关节外肌腱固定术？”的述评 [22] 中肯定。

在这项研究中，我们有以下发现：

（1）在解剖单束（AM 束）重建后附加第二个 PL 束并不会显著影响胫骨内旋。

（2）标准的解剖单束 ACL 重建后附加外侧关节外重建手术比双束重建技术在控制胫骨内旋和轴移方面更为有效（表 3.6、表 3.7）。

表 3.6　双束 ACL 重建；ACL 重建前、解剖 AM 束固定后以及 AM+PL 双束固定后的平均前后胫骨位移（mm）、内旋（°）以及外旋（°）。红色方框：$P < 0.05$

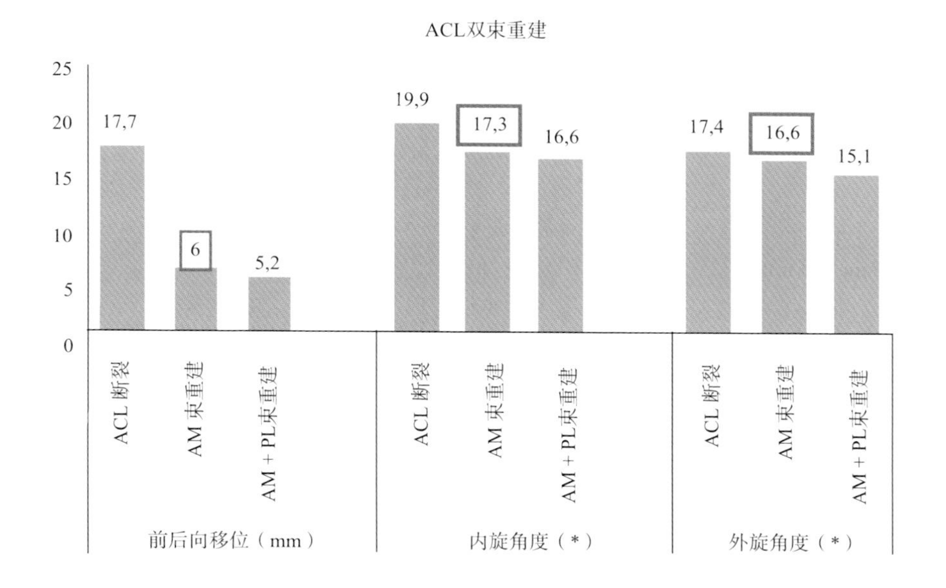

表 3.7 单束 ACL 重建和关节外肌腱固定技术：ACL 重建前、单束（SB）重建后以及单束重建加外侧肌腱固定术后的平均前后胫骨位移（mm）、内旋（°）以及外旋（°）。红色方框：$P < 0.05$

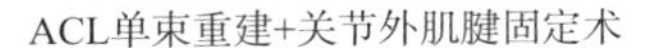

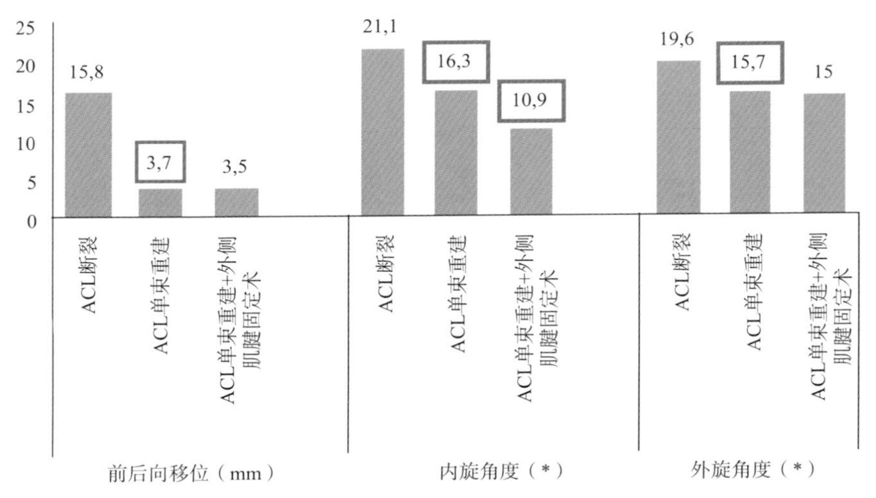

我们推测 Freddie Fu 教授有关 ACL 双束重建手术的有效性仅局限于以下情况：即重建的第一束是垂直位置的而非解剖位置。

事实上，大多数后续研究中从未有过双束重建比解剖单束重建具有临床疗效方面优势的报道[23,24]。

（周敬滨　巩亚伟　译）

参考文献

[1] Tanaka M, Vyas D, Moloney G, et al. What does it take to have a high-grade pivot shift?[J]. Knee Surg Sports Traumatol Arthrosc, 2012, 20(4): 737-742.

[2] Hughston JC, Andrews JR, Cross MJ, et al. Classification of knee ligament instabilities. Part II. The lateral compartment[J]. J Bone Joint Surg Am, 1976, 58(2): 173-179.

[3] Schindler OS. Surgery for anterior cruciate ligament deficiency: a historical perspective[J]. Knee Surg Sports Traumatol Arthrosc, 2012, 20(1): 45-47.

[4] Edwards D, V illar R. Anterior cruciate ligament injury[J]. Practitioner, 1993, 237(1523): 113-114, 116-117.

[5] Monaco E, Ferretti A, Labianca L, et al. Navigated knee kinematics after cutting of the ACL and its secondary restraint[J]. Knee Surg Sports Traumatol Arthrosc, 2012, 20(5):870-877.

[6] Claes S, Vereecke E, Maes M, et al. Anatomy of the anterolateral ligament of the knee[J]. J Anat, 2013, 223(4): 321-328.

[7] Claes S, Neven E, Callewaert B, et al. Tibial rotation in single- and double-bundle ACL reconstruction: a kinematic 3-D in vivo analysis[J]. Knee Surg Sports Traumatol Arthrosc, 2011, 19 (Suppl 1): S115-121.

[8] Pearle AD, Solomon DJ, Wanich T, et al. Reliability of navigated knee stability examination: a cadaveric evaluation[J]. Am J Sports Med, 2007, 35(8): 1315-1320.

[9] Woo SL-Y, Kanamori A, Zeminski J, et al. The effectiveness of reconstruction of the anterior cruciate ligament with hamstrings and patellar tendon. A cadaveric study comparing anterior tibial and rotational loads[J]. J Bone Joint Surg Am, 2002, 84(6): 907-914.

[10] Caterine S, Litchfield R, Johnson M, et al. A cadaveric study of the antero-lateral ligament: re-introducing the lateral capsular ligament[J]. Knee Surg Sports Traumatol Arthrosc, 2015, 23(11): 3186-3195.

[11] Iorio R, Pagnottelli M, Vadalà A, et al. Open-wedge high tibial osteotomy: comparison between manual and computer-assisted techniques[J]. Knee Surg Sports Traumatol Arthrosc, 2013, 21(1): 113-119.

[12] Monaco E, Fabbri M, Mazza D, et al. The effect of sequential tearing of the anterior cruciate and anterolateral ligament on anterior translation and the pivot-shift phenomenon: A cadaveric study using navigation[J]. Arthrosc J Arthrosc Relat Surg, 2018, 34(4): 1009-1014.

[13] Ferretti A, Monaco E, Gaj E, et al. Risk factors for grade 3 pivot shift in knees with acute anterior cruciate ligament injuries: A comprehensive evaluation of the importance of osseous and soft tissue parameters from the SANTI Study Group[J]. Am J Sports Med, 2020, 48(10): 2408-2417.

[14] Parsons EM, Gee AO, Spiekerman C, et al. The biomechanical function of the antero-lateral ligament of the knee[J]. Am J Sports Med, 2015, 43(3): 669-674.

[15] Bonanzinga T, Signorelli C, Grassi A, et al. Kinematics of ACL and anterolateral ligament. Part I: Combined lesion[J]. Knee Surg Sports Traumatol Arthrosc, 2017, 25(4): 1055-1061.

[16] Spencer L, Burkhart TA, Tran MN, et al. Biomechanical analysis of simulated clinical testing and reconstruction of the anterolateral ligament of the knee[J]. Am J

Sports Med, 2015, 43(9): 2189-2197.

[17] Johnson LL. Lateral capsualr ligament complex: anatomical and surgical considerations[J]. Am J Sports Med, 1979, 7(3): 156-60.

[18] Wroble RR, Grood ES, Cummings JS, et al. The role of the lateral extraarticular restraints in the anterior cruciate ligament-deficient knee[J]. Am J Sports Med, 1993, 21(2): 257-262.

[19] Kittl C, El-Daou H, Athwal KK, et al. The role of the antero-lateral structures and the ACL in controlling laxity of the intact and ACL-deficient knee[J]. Am J Sports Med, 2016, 44(2): 345-54.

[20] Yagi M, Wong EK, Kanamori A, et al. Biomechanical analysis of an anatomic anterior cruciate ligament reconstruction[J]. Am J Sports Med, 2002, 30(5): 660-666.

[21] Furman W, Marshall JL, Girgis FG. The anterior cruciate ligament. A functional analysis based on postmortem studies[J]. J Bone Joint Surg Am, 1976, 58(2): 179-185.

[22] Monaco E, Labianca L, Conteduca F, et al. Double bundle or single bundle plus extraarticular tenodesis in ACL reconstruction? A CAOS study[J]. Knee Surg Sports Traumatol Arthrosc, 2007, 15(10): 1168-1174.

[23] Oh J-Y, Kim K-T, Park Y-J, et al. Biomechanical comparison of single-bundle versus double-bundle anterior cruciate ligament reconstruction: a meta-analysis[J]. Knee Surg Relat Res, 2020, 32(1): 14.

[24] Torkaman A, Yazdi H, Hosseini MG. The results of single bundle versus double bundle ACL reconstruction surgery, a retrospective study and review of literature[J]. Med Arch Sarajevo Bosnia Herzeg, 2016, 70(5): 351-353.

第 4 章　ACL 撕裂的手术解剖学

◆ Andrea Ferretti, Andrea Redler　著

此前章节描述了膝关节前外侧复合体的解剖和生物力学，聚焦于前外侧韧带的解剖及其在前外侧旋转不稳定（anterolateral rotatory instability，ALRI）和轴移现象中起到的作用。

另外一个值得在本章中彻底探寻和分析的关键问题在于膝关节前外侧复合体真正在多大程度上介入 ACL 损伤，并且在临床实践中 ACL 损伤患者中有多少同时合并膝关节前外侧复合体损伤。

在研究 ACL 损伤同时有多少伴发的前外侧复合体损伤时，最有说服力的案例是急性损伤。这一阶段的案例，不仅手术时很容易发现所有的损伤结构，并且与初始的创伤联系起来；同时，在原发 ACL 损伤基础上，继发产生的打软腿事件、关节不稳定、持续不断的拉伸或者任何过度载荷机制也导致的其他撕裂或者损伤都可以排除。

从膝关节外科时代开始直至 80 年代晚期，所有的膝关节手术都是通过开放技术实施而没有关节镜的辅助，并且 ACL 重建手术的股骨隧道不可避免地经由外向内技术实施时，探查外侧间室是一项标准的操作技术[1]。不仅如此，根据当时的诊疗指南，在损伤的急性期可以实施手术，因为在伤后几天或者几周内实施膝关节周围结构以及 ACL 本身的修补和重建手术更加容易。

推荐早期手术是因为半月板撕裂通过早期修复获得愈合从而降低延

后手术导致的关节软骨和半月板撕裂的发病率，从而进一步降低晚期退变性关节炎（degenerative osteoarthrosis，DOA）的风险[2]。随着关节镜手术的兴起以及关节镜辅助 ACL 重建微创手术技术的推广，外科医生也逐渐把关注的焦点集中在 ACL 上。其他的结构，包括前外侧关节囊和前外侧韧带，因为无法用关节镜观察到而被忽视并且从 ACL 撕裂的手术解剖的全面描述中完全消失。其结果是最为广泛的手术技术是使用髌腱作为移植物的单一切口关节镜辅助 ACL 重建，即通过内向外技术在非解剖的偏垂直位置制备股骨隧道（Rosenberg's 技术）[3]。数十年后，人们才意识到这一方法的不合理性，这种方法是基于不恰当地使用关节镜，尽管关节镜是一种非常简捷有效的工具，如同其他革命性的技术发明一样，也会导致一些附带性的损害。不仅如此，由于在急性期实施 BPTB 的 ACL 重建手术在术后存在术后关节僵直和关节纤维化的高风险，大多数外科医生建议待创伤后炎性消退后再实施延期手术，重建 ACL 即可重新获得完全的关节活动范围[4]。延期手术产生的结果就是急性期 ACL 重建手术变得非常少见，并且整整一代年轻的外科医生失去了全面理解 ACL 撕裂后的真实情况的外科解剖特征的机会。

我们搬迁到新的医院之后，和急诊科联合对所有需要手术的急性期 ACL 损伤进行识别和治疗。受益于我们原创的急性期 ACL 损伤处理方案，一项关于 ACL 撕裂手术的前瞻性研究得以开展，我们也形成了一整套在 ACL 初次损伤后 2 周内实施 ACL 重建的经验，这也是全世界范围内最大规模的研究之一。由于我们的方法中包括股骨远端外侧的第二个手术切口，既可用于自外向内制做股骨隧道、也可用于检查前外侧间室，使得实际工作中大多数病例的前外侧复合体都得到探查。

笔者团队的第 1 项关于 ACL 撕裂的外科解剖研究可以追溯到 2017 年，在经历了 *KSSTA* 杂志投稿、审稿、再投稿的漫长流程后最终被拒稿，接下来又与 *Arthroscopy* 杂志的编者、编委会其他成员以及审稿人进行了热烈的争论后，最终得以在 *Arthroscopy* 杂志发表。这篇论文[5]，报导了笔者团队处理急性 ACL 损伤的连续病例，这组急性 ACL 损伤病例进行常规的前外侧复合体探查并且精确地描述了急性 ACL 损伤的外科手术解剖发现。该论文成为这一权威的科学杂志中当年被引用次数最多的研究。

在一组包含 60 例被诊断为单纯性 ACL 损伤的病例队列研究中，这组病例手术室麻醉下检查 Lachman 试验和轴移试验均为阳性，手术中常规探查外侧间室发现 60 例患者中 54 例（90%）存在前外侧关节囊复合体损伤。所有这些病例的阔筋膜结构本身看上去正常，尽管可能存在轻度的拉伤或者轻中度的出血，但是所有病例的阔筋膜在 Gerdy's 结节上的止点都是完整的（图 4.1）。

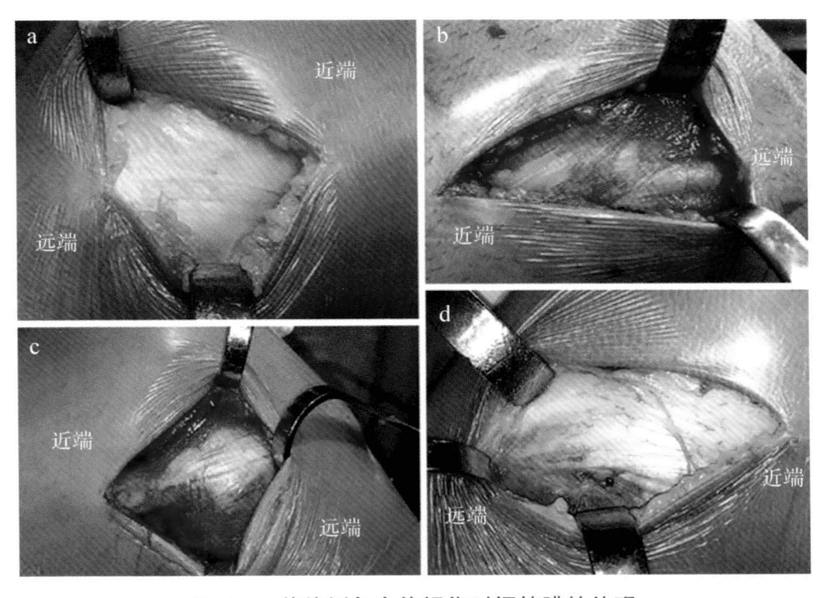

图 4.1　前外侧复合体损伤时阔筋膜的外观

（a）正常；（b，c）轻中度拉伤和出血；（d）中度拉伤和出血．所有病例的髂胫束都正常地附着于 Gerdy's 结节上

我们同时也把 ALL 和关节囊损伤的类型分为以下 4 型[5]（图 4.2）。

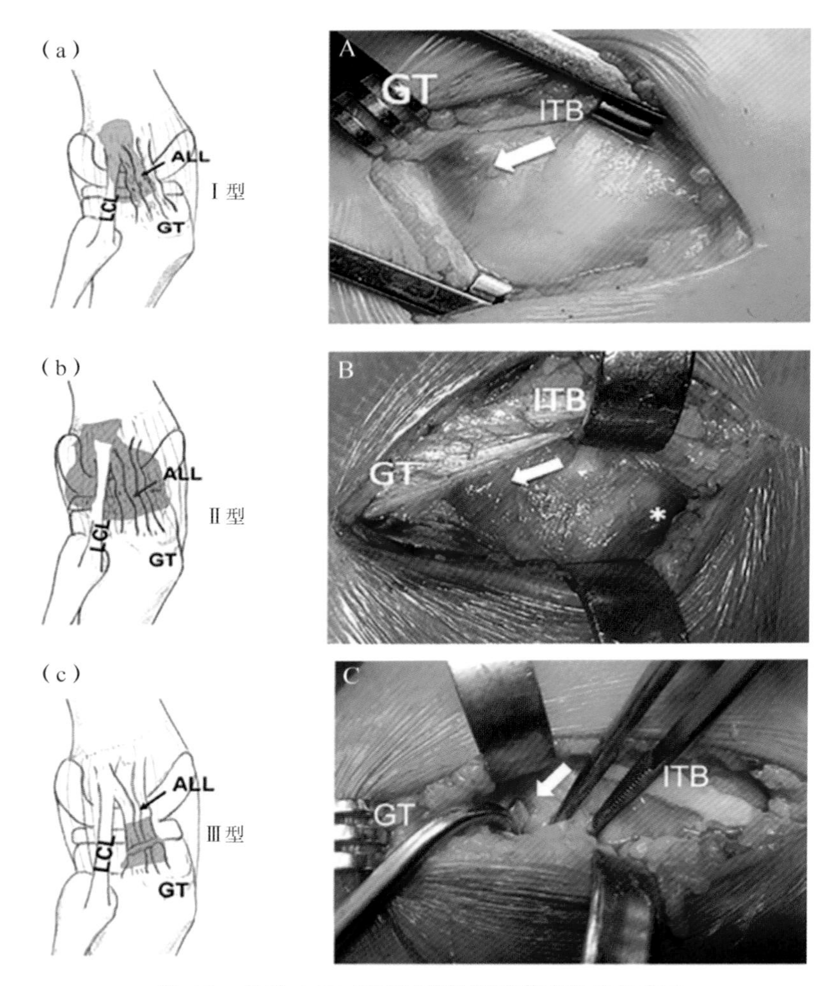

图 4.2　急性 ACL 撕裂时前外侧关节囊损伤的类型

（a）Ⅰ型损伤：多个水平的撕裂，每一个独立的层面都在不同的水平发生撕裂，表现为累及 ALL 韧带区域的大体外观上的出血并且只向前外侧关节囊延伸（白色箭头）；（b）Ⅱ型损伤：多个水平的撕裂，每一个独立的层面都在不同的水平发生撕裂，表现为大体外观上的出血从 ALL 韧带和关节囊区域（白色箭头）向后外侧关节囊（*）延伸；（c）Ⅲ型损伤：完全的横断累及 ALL 区域并靠近其外侧胫骨平台的附着点，总是位于外侧半月板以远；（d）Ⅳ型损伤：骨性撕脱（Segond's 骨折）。（图片致谢 Angelo de Carli）。ALL 前外侧韧带，GT Gerdy's 结节，LCL 外侧副韧带，SF Segond's 骨折

（d）

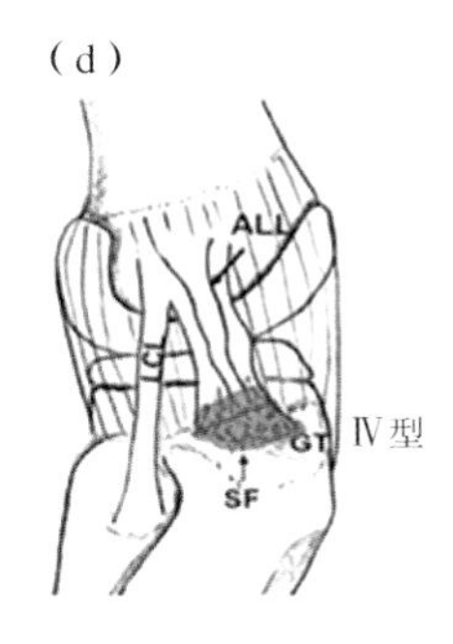

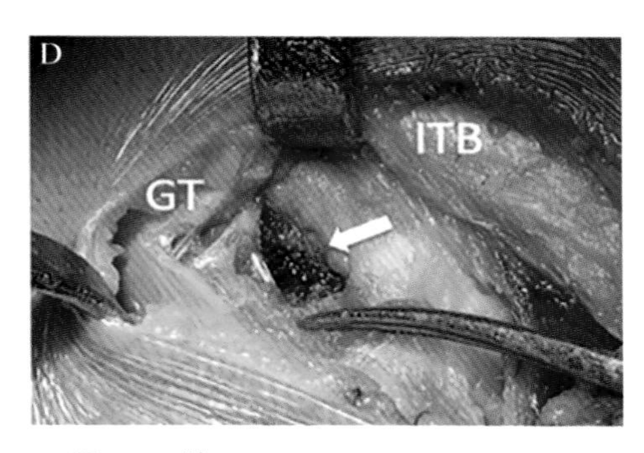

图 4.2　续

Ⅰ型（19 例，占比 31.7%）：此型损伤以肉眼可见的韧带结构拉长伴 ALL 韧带的远端和前部出血为特征（不完全损伤）（图 4.3a1 ～ a3）。

Ⅱ型（16 例，占比 26.7%）：此型损伤与Ⅰ型相当，但延伸范围更加广泛，包括前外侧关节囊、ALL 韧带的近端部分以及后关节囊（不完全损伤）（图 4.3b1 ～ b3）。

Ⅲ型（13 例，占比 21.6%）：此型为完全性 ALL 韧带损伤，损伤位于 ALL 韧带的远端部分，外侧半月板以下胫骨平台以上的区域（图 4.3c1 ～ c3）。

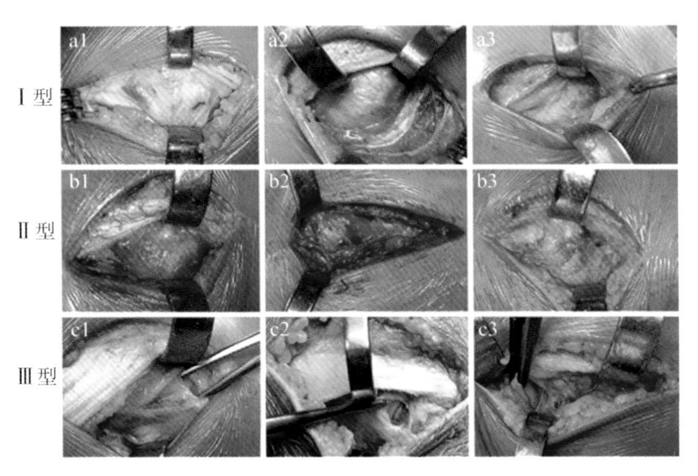

图 4.3　ACL 和关节囊损伤的类型

（a，b，c）各种不同类型的损伤如图所示。Segond 骨折（Type Ⅳ）在第 5 章详细描述。（a2，a3，b3，c1，c2 右膝 . a1，b1，b2，c3 左膝）

Ⅳ型（6 例，占比 10%）此型损伤以外侧胫骨平台边缘水平连带有骨块的 ALL 韧带止点失附着（撕脱骨折）为特征（Segond's fracture）

为了找到有对照的研究资料，我们查阅了 70 年代的研究报道。Hughston 等 [6] 在一项包含 6 例急性 ALRI 的队列研究中报道其中有 5 例有外侧关节囊韧带中 1/3 的损伤。Mueller[7] 除了发现前外侧股骨胫骨韧带在 ALRI 中起到了重要结构的作用以外，也描述了其损伤大多数局限于韧带的后方的内在部分，或者表现为自股骨侧肉眼可见撕脱、或者表现为股骨胫骨韧带的过度拉长。与之类似，Terry 等 [8] 在一项包含 82 例包含分类为前内 - 前外旋转不稳定的膝关节韧带损伤病例系列研究中，报道了有 93% 的病例存在髂胫束深层和浅层的损伤。之后，Puddu[9] 在文献中提出在 ALRI 不稳定中，所有的病例在发生 ACL 撕裂的同时都存在前外侧关节囊的损伤。

数十年后，上述研究把外科医生的注意力拉回到了被长期隐藏的方面（自关节镜技术出现以后）。虽然这些结果与那些 20 世纪 70 年代和 80 年代文献所报道的内容并无本质的不同，这一研究仍然激起了学术界的兴趣，因为这一研究重新确认了一个事实，即单纯性的 ACL 损伤是非常罕见的。

在这之后的数年内，对于急性 ACL 损伤的手术中发现的资料收集一直在持续进行中，并且最近有连续 200 例的病例研究的报道 [10]，可能是 ACL 急性损伤有影响的文献。在该文献研究中，ACL 撕裂的所有合并损伤都进行了报道。不仅如此，就连膝关节骨性结构对轴移现象可能产生的影响也被纳入调查分析；胫骨后倾角、半月板后倾角以及股骨髁形态的则通过 MR 检查进行了评估。

这项研究不仅证实了急性 ACL 损伤合并 ALL 损伤的发病率高达 90% 并且 8% 是 Segond's 骨折，同时也报道了外侧半月板损伤、内侧半月板损伤甚或内外侧半月板同时损伤也具有很高的发生率（表 4.1）。

经过统计学分析后，发现该研究最有趣之处在于——在所有的变量参数中（韧带损伤、半月板损伤、骨性结构），唯一可引发爆发性轴移现象的因素是 ALL 韧带损伤。

该结论与之前的一项研究相似[11]，急性期患者如果仅仅修补 ALL 韧带，即使不处理 ACL 撕裂，也可以显著地降低轴移的程度。

对于一个病例系列资料展开的长期努力、坚持不懈的分析和收集，其结果坚定地证实了二级稳定结构损伤在前外侧旋转不稳定和轴移现象发病机制中起到的核心关键作用。

表 4.1　高度轴移（3 度）与低度轴移（1 ~ 2 度）时合并损伤的发生率

		总数 (%)	1–2 度轴转 (%)	3 度轴转 (%)
前外侧损伤	例数	200	165	35
	无损伤	26 (13.0)	26 (15.8)	2 (5.7)
	AL 关节囊不全损伤	34 (17.0)	32 (19.4)	21 (60.0)
	AL 和 PL 关节囊不全损伤	66 (33.0)	45 (27.3)	8 (22.9)
	完全损伤	58 (29.0)	50 (30.3)	4 (11.4)
	Segond 骨折	16 (8.0)	12 (7.3)	
前外侧损伤（有 / 无）	例数	200	165	35
	有	174 (87.0)	139 (84.2)	35 (100)
	无	26 (13.0)	26 (15.8)	
内侧副韧带损伤	例数	200	165	35
	0 mm	174 (87.0)	146 (88.5)	28 (80.0)
	0 ~ 5 mm	16 (8.0)	11 (6.7)	5 (14.3)
	5 ~ 10 mm	7 (3.5)	6 (3.6)	1 (2.9)
	> 10 mm	3 (1.5)	2 (1.2)	1 (2.9)
内侧副韧带损伤（有 / 无）	例数	200	165	35
	有	26 (13.0)	19 (11.5)	7 (20.0)
	无	174 (87.0)	146 (88.5)	28 (80.0)
软骨损伤 Outerbridge 分级	例数	200	165	35
	0	191 (95.5)	157 (95.2)	34 (97.1)
	1 级股骨内髁软骨	7 (3.5)	6 (3.6)	1(2.9)
	2 级股骨内髁软骨	1 (0.5)	1 (0.6)	
	2 级股骨外髁软骨	1 (0.5)	1 (0.6)	

续表

		总数 (%)	1–2 度轴转 (%)	3 度轴转 (%)
软骨损伤	例数	200	165	35
Outerbridge 分级（有 / 无）	有	9 (4.5)	8 (4.8)	1 (2.9)
	无	191 (95.5)	157 (95.2)	34 (97.1)
内侧半月板损伤	例数	200	165	35
	无损伤	147 (73.5)	119 (72.1)	28 (80.0)
	桶柄样撕裂	3 (1.5)	3 (1.8)	1 (2.9)
	前角纵裂	5 (2.5)	4 (2.4)	5 (14.3)
	后角纵裂	21 (10.5)	16 (9.7)	1 (2.9)
	放射样体部撕裂	5 (2.5)	4 (2.4)	
	Ramp 区撕裂	19 (9.5)	19 (11.5)	
内侧半月板损伤（有 / 无）	例数	200	165	35
	有	53(26.5)	46 (27.9)	7 (20.0)
	无	147 (73.5)	119 (72.1)	28 (80.0)
外侧半月板损伤	例数	200	165	35
	无损伤	140 (70.0)	115 (69.7)	25 (71.4)
	桶柄样撕裂	3 (1.5)	2 (1.2)	1 (2.9)
	前角纵裂	15 (7.5)	12 (7.3)	3 (8.6)
	后角撕裂	4 (2.0)	2 (1.2)	2 (5.7)
	放射状体部撕裂	24 (12.0)	21(12.7)	3 (8.6)
	后根部撕裂	14 (7.0)	13(7.9)	1 (2.9)
外侧半月板损伤（有 / 无）	例数	200	165	35
	有	60 (30.0)	50 (30.3)	10 (28.6)
	无	140 (70.0)	115 (69.7)	25 (71.4)
内 / 外侧半月板均损伤（有 / 无）	例数	200	165	35
	有	5 (2.5)	5 (3.0)	35 (100.0)
	无	195(97.5)	160 (97.0)	

AL 前外侧，MCL 内侧副韧带，MFC 股骨内髁，LFC 股骨外髁，PL 后外侧，PS 轴移

（徐青镭　译）

参考文献

[1] Norwood LA Jr, Andrews JR, Meisterling RC, Glancy GL. Acute anterolateral rotatory instability of the knee. J Bone Joint Surg Am. 1979;61(5):704-9.

[2] Prodromidis AD, Drosatou C, Thivaios GC, Zreik N, Charalambous CP. Timing of anterior cruciate ligament reconstruction and relationship with meniscal tears: a systematic review and meta-analysis. Am J Sports Med. 2020;9:363546520964486. https://doi. org/10.1177/0363546520964486. Epub ahead of print. PMID: 33166481.

[3] Rosenberg TD, Brown GC, Deffner KT. Anterior cruciate ligament reconstruction with a quadrupled semi- tendinosus autograft. Sports Med Arthrosc Rev. 1997;5:51-8.

[4] Akgün I, Ogüt T, Kesmezacar H, Yücel I. Central third bone-patellar tendon-bone arthroscopic anterior cruciate ligament reconstruction: a 4-year follow-up. J Knee Surg. 2002;15(4):207-12.

[5] Ferretti A, Monaco E, Fabbri M, Maestri B, De Carli A. Prevalence and classifcation of injuries of anterolateral complex in acute anterior cruciate ligament tears. Arthrosc J Arthrosc Relat Surg. 2016:1-8. https://doi.org/10.1016/j.arthro.2016.05.010.

[6] Hughston JC, Andrews JR, Cross MJ, Moschi A. Classifcation of knee ligament instabilities. Part Ⅰ. The medial compartment and cruciate ligaments. J Bone Joint Surg Am. 1976;58(2):159-72.

[7] Muller W. The Knee. New York: Springer Verlang.

[8] Terry GC, Norwood LA, Hughston JC, Caldwell KM. How iliotibial tract injuries of the knee combine with acute anterior cruciate ligament tears to infuence abnormal anterior tibial displacement. Am J Sports Med. 1993;21(1):55-60.

[9] Puddu G, Ferretti A, Mariani PP, Conteduca F. Le lesioni isolate del legamento crociato anteriore. Ⅰl Ginocchio. 1987;Ⅵ. Atti del Ⅶ Corso.

[10] Ferretti A, Gaj E, Andreozzi V, Sonnery-cottet B, Saithna A. Risk factors for grade 3 pivot shift in knees with acute anterior cruciate ligament injuries: a comprehensive evaluation of the importance of osseous and soft tissue parameters from the SANTI study group. Am J Sports Med. 2020;48(10):2408-17.

[11] Monaco E, Ferretti A, Labianca L, Maestri B, Speranza A, Kelly MJ, D'Arrigo C. Navigated knee kinematics after cutting of the ACL and its secondary restraint. Knee Surg Sports Traumatol Arthrosc. 2012;20(5):870-7.

第 5 章　Segond 骨折

◆ Andrea Ferretti, Edoardo Gaj, Daniele Mazza　著

1879 年，法国外科医生 Paul Segond 进行尸体实验后首次描述胫骨近端外侧平台下方的撕脱性骨折 [1]。作者描述了膝关节外侧间室中有一条能够对抗牵拉应力的珍珠色纤维束带，受其牵拉导致胫骨近端外侧皮质的撕脱性骨折，即 Segond 骨折，多项研究已经证明这种骨折是前交叉韧带（anterior cruciate ligament，ACL）撕裂、半月板撕裂、后外侧角结构损伤以及其他撕脱性损伤的合并性损伤 [2]。目前，临床上将 Segond 骨折作为诊断 ACL 损伤的很重要的影像学证据，有些奇怪，甚至几乎是有些怪异，Segond 骨折早在 1896 年威廉・伦琴发现 X 射线之前就已经被描述（图 5.1），但 Segond 骨折可能与其他膝部损伤合并发生，临床上如果患者存在此骨折，应当首先考虑存在 ACL 断裂。

Segond 骨折的确切发病机理一直以来都存在争议，部分原因是由于前外侧关节囊韧带解剖结构的复杂性。Paul Segond 证实膝关节的内旋和内翻应力在外侧关节囊的中点区域产生张力；一条具有抗张力特性的组织束带会作用在 Gerdy 结节处髂胫束止点后方的外侧胫骨平台区域，导致撕脱性骨折的发生。

最近一项关于急性 ACL 撕裂伴发外侧关节囊损伤类型和发生率的描述性研究 [3]，Ferretti 等发现急性 ACL 撕裂时合并前外侧复合体损伤的总体发生率为 90%，这其中 Segond 骨折占比约为 10%。根据一项超过

200 例急性 ACL 撕裂的扩展性研究，Segond 骨折的真实发生率降至约 8%[4]。基于这些发现，研究者推测 Segond 骨折代表了前外侧关节囊韧带损伤，并且 Segond 骨折合并 ACL 撕裂可影响膝关节的旋转稳定性。

更进一步地，Claes 等[5]有关前外侧韧带（anterolateral ligament，ALL）的研究结果发现 ALL 的止点位于胫骨近端，并且 ALL 止点区域也是 Segond 骨折发生撕脱的固定位置，提示 Segond 骨折实际上是 ALL 的骨性撕脱。John Feagin 在他的著作《至关重要的韧带（The Crucial Ligaments）》中也提到了类似的发现（见第 2 章的图 2.3）[6]。

5.1　生物力学

许多解剖学和生物力学研究都集中于前外侧关节囊和 ALL[7-10]。与此同时，ACL 的二级稳定结构在控制胫骨内旋和轴移的作用仍存在争议。由于之前的研究都聚焦在包括韧带和关节囊在内软组织的解剖和功能方面，而且软组织的解剖分离工作由不同的作者实施，导致这些研究结果相互矛盾[11-13]。2017 年我们发表了第一篇（据我们所知也是唯一的一篇）生物力学方面的研究，有关在实验室中构建 Segond 骨折对 ACL 缺失的膝关节稳定性的影响[14]。

该生物力学研究是在新鲜冷冻尸体上进行的，遵循先前序贯性切断 ACL 和 ALL 后，借助导航系统评估其对胫骨前后（AP）移位、联合胫骨外旋和内旋（胫骨水平面方向旋转）、Lachman 试验和轴移试验影响的操作流程展开实施[15]。该导航系统配备了专用软件进行准确的静态和实时动态测量，测量标志物连接到牢固固定在骨结构的克氏针上。所有的实验和导航操作均由同一名经验丰富的外科医生执行。测试了三种不同状态下的膝关节：完整的膝关节、ACL 缺失的膝关节以及 ACL 损伤合并 Segond 骨折的膝关节（图 5.2）。

在所有三种状态下，都进行了膝关节 30° 屈曲位时胫骨前移（anterior tibial translation，ATT）和胫骨水平面方向旋转（axial tibial rotation，

ATR）的静态测量。所有测量都是在同一位外科医生的最大手动力量下进行的，尽可能每次操作都对膝关节施加相似的负荷，以减小观察者造成的误差。

在同样的三种状态下也实施了轴移试验过程中 ATT 和 ATR 的动态测量。ATT 以毫米为单位表示，ATR 以度数表示，并且在每个过程步骤结束时，将 ATT 和 ATR 的数据做成曲线图并截图保存。所有数据由同一研究员收集和统计分析。

如表 5.1 ~ 表 5.4 所示，单纯 ACL 完全撕裂仅仅对 ATT 有显著影响，对膝关节的旋转稳定性影响甚微，如果有的话也仅是轻度影响；在此基础上增加实验室内构建的 Segond 骨折模型后，则在实施轴移试验过程中，产生静态和动态条件下 ATR 的显著影响。因此，从生物力学的角度来看，Segond 骨折与严重的 ALL 损伤对膝关节稳定性具有相同的影响，而此两者通常与 ACL 撕裂同时合并发生。

最近，Mullins 等人进行了一项尸体研究，对胫骨近端的多个韧带附着点的骨密度展开了测量，其研究方法是使用显微 CT 扫描进行“虚拟活检术”，测量其骨小梁容积分数（bone trabecular volume fraction），即“骨容积（bone volumn）除以总容积（total volumn）”（BV/TV）[16]。将 Segond 骨折区韧带附着点下方的骨小梁特性与胫骨平台和腓骨头区其

表 5.1 轴移试验过程中的胫骨前移（动态测量）

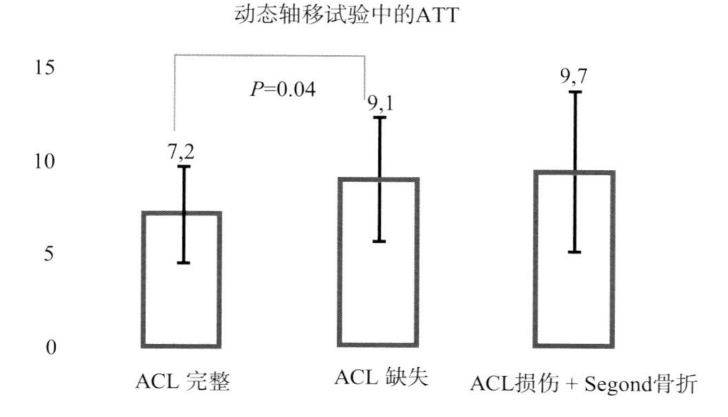

表 5.2　轴移试验过程中的胫骨水平方向旋转（内旋 + 外旋）（动态测量）

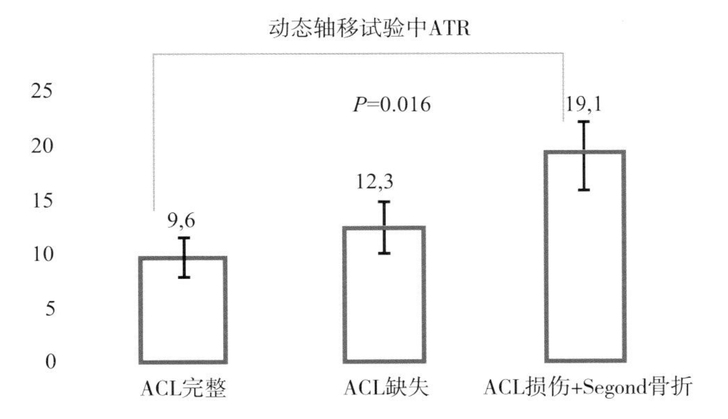

表 5.3　轴移试验过程中的胫骨前移 ATT（静态测量）

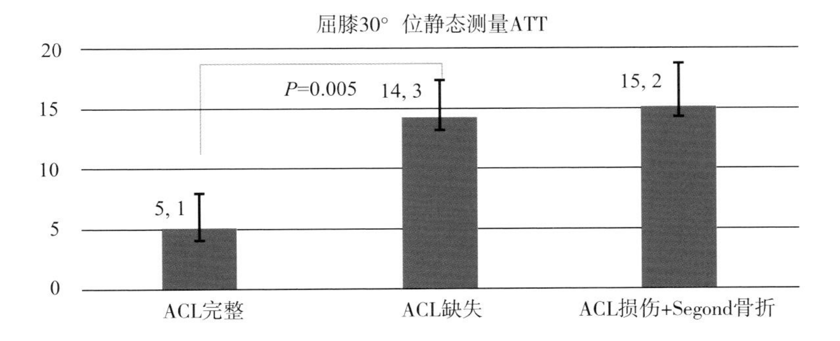

表 5.4　胫骨水平方向旋转（内旋 + 外旋）（静态测量）

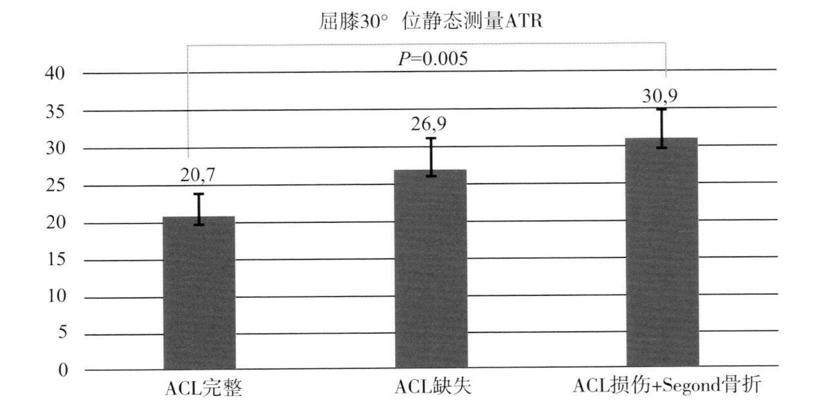

他韧带附着点的相同参数进行了比较，研究假设为 Segond 骨折区具有更低密度的骨小梁结构，从而解释了其具有易于撕脱的倾向性。Segond 骨折通常发生的胫骨前外侧区域检测到了较低的矿物质含量（BV/TV），该指标的降低可能是该区域骨骼强度低的原因。基于他们的研究结果，作者假设 Segond 骨折的高发生率是因为矿物质含量降低，这实际上是质疑了 ALL 的存在，因为根据 Frost 的力学稳定假说（Mechanostat hypothesis），韧带的止点本应该有更高的强度并且是更加抗牵拉的区域。

尽管如此，为了更好地理解 Segond 骨折的机制和生物力学，应合理考虑其他的附加因素。

实际上，在 Mullins 等的研究中，作者比较了具有不同的生物力学特性的多个韧带和肌腱的虚拟活检术结果。因此，这些韧带和肌腱附着点显示出不同的特点并不令人意外。特别需要指出的是，导致 ALL 的最终断裂载荷和刚度比其他所有的经过骨性止点评估的韧带和肌腱要低得多[17-19]。与 ACL、外侧副韧带（lateral collateral ligament，LCL）和髂胫束（iliotibial band，ITB）相比，ALL 的生物力学特性只有其他的十分之一[20,21]，更不用说与髌腱比较[22]。因此，在其附着点区域发现相类似的差异，我们并不应该感到意外。此外，ALL 只是胫骨内旋的二级稳定结构，而 ACL 才是首要的一级限制结构[23]。因此，通常只有在 ACL 撕裂发生后 ALL 才会在其附着点被施加张应力。与其他强度更高的附着点相比，ALL 的附着点在正常情况下可能不会受力，结果导致其缺乏产生适应性骨反应和骨增生所必需的、持续存在的并且足够充分的应力刺激。

总结，Mullins 等人的研究合理地解释了 Segond 骨折是如何成为最常见的胫骨平台撕脱性骨折，尽管在他们看来这是一个罕见事件。这项研究并没有对该区域存在一条具体的韧带（ALL）构成挑战，因为 ALL 足够强大以至于在膝关节强力内旋和 ACL 断裂的情况下，有时会因其骨性附着点遭遇牵拉应力而导致撕脱骨折。

5.2　手术解剖学

由于 Segond 骨折只发生在不到 10% 的急性 ACL 撕裂病例中，要收集一组足够数量的可靠的病例，意味着需要获取数百例真正的急性 ACL 撕裂病例。事实上，相关文献很少，并且大多数文章是个案报告或关于随机收集的少数病例的观察性研究 [24]。

在 2014—2020 年，我们前瞻性选择了连续的 210 例急性 ACL 断裂患者，并收住院进行早期手术治疗，其中 17 例确诊为 Segond 骨折。除 X 线片检查外，MRI 和 / 或 CT 扫描证实了撕脱骨折位于胫骨平台的前外侧位置（图 5.1 ～图 5.3）。

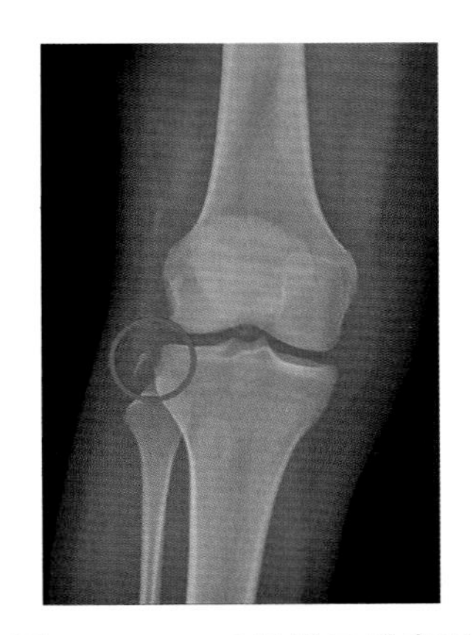

图 5.1　Segond 骨折 X 线表现

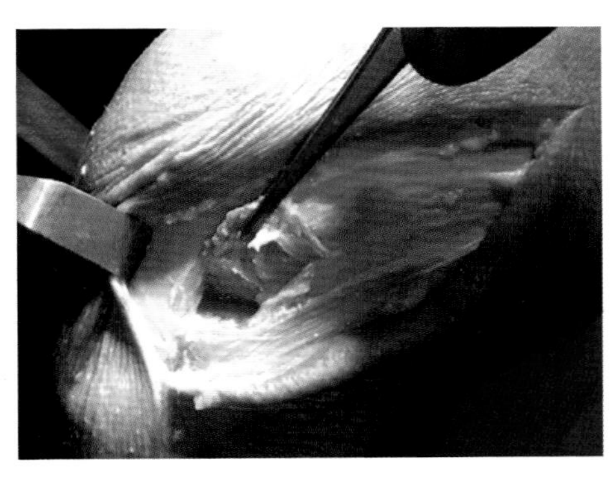

图 5.2　在尸体标本上构建 Segond 骨折模型

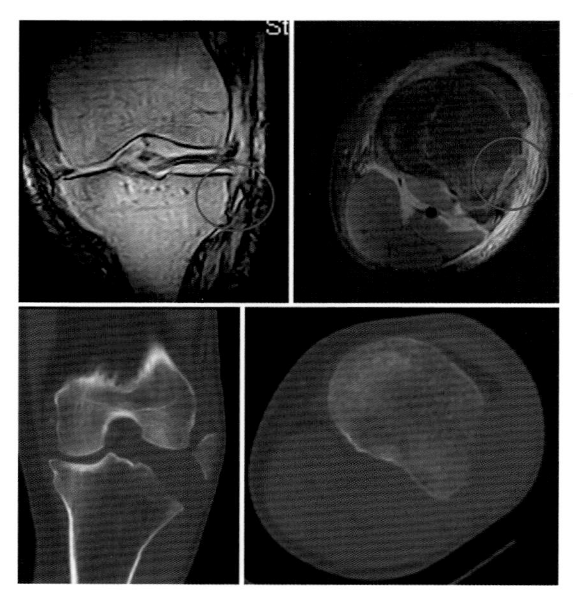

图 5.3 Segond 骨折在水平位和冠状位的 MRI 和 CT 图像

尽管通常情况下骨折片都很小，但也有少数例外情况，有报道在多发伤的严重膝部损伤病例导致了异常大的骨折块（图 5.4）。

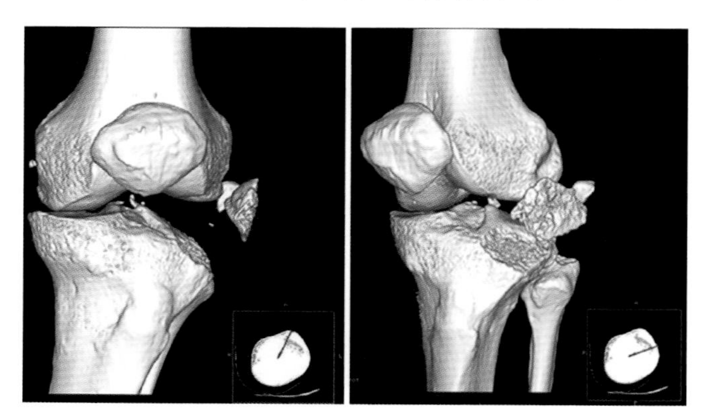

图 5.4 异常巨大且罕见的 Segond 骨折之 CT 和三维 CT 图像

在麻醉下进行术前评估时，Lachman 试验和轴移试验总是呈阳性，证实了前外侧型的不稳定。与此形成鲜明对比的是，30° 屈曲位和伸直位外翻应力试验在所有病例中都呈阴性。

所有病例的诊断性关节镜检查都显示 ACL 完全断裂。在进行标准的腘绳肌重建 ACL 同时，还探查膝关节外侧间室以确定有无撕脱骨块，包括手术的探查、准确的描述和拍照留存资料。在手术台上采取屈膝体位，膝关节外侧做一曲棍球棒形皮肤切口进入外侧间室进行探查。在皮下组织深层，切开阔筋膜并仔细探查：结果显示其中 9 例轻微出血，5 例仅有出血，3 例出现出血、张力减弱变薄和牵拉性损伤（图 5.5）。

所有的病例中，髂胫束在胫骨 Gerdy 结节上的附着点都是正常的。沿阔筋膜的纤维方向锐性分离显露更深层的关节囊层：所有病例均可发现关节囊有弥漫性出血和明显的牵拉性损伤；骨折片总是位于胫骨近端紧邻外侧半月板的下方，即位于 Gerdy's 结节和腓骨头前缘之间。

骨折片的大小各不相同，但始终与术前影像相符；所有病例中，ALL 和周围的关节囊是唯一连接到骨折片的结构（图 5.6）。事实上，骨片的位置与 ALL 的附着点相对应，正如 Claes 等所描述的那样 [5]。

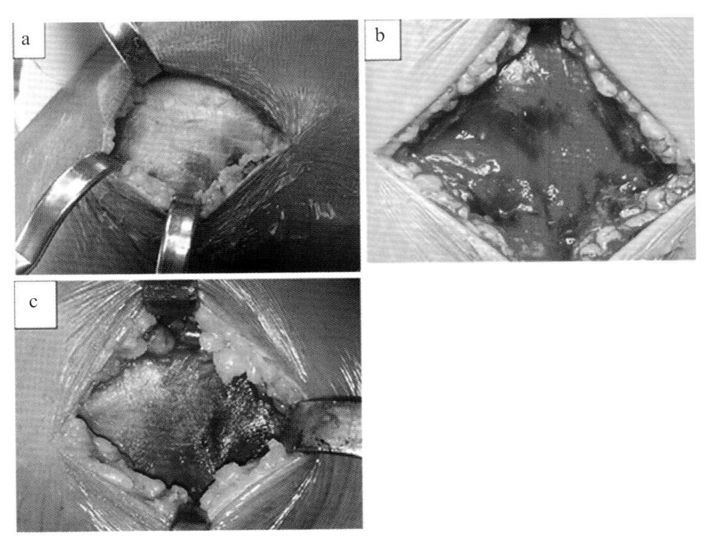

图 5.5　Segond 骨折时阔筋膜发生的损伤

（a）轻度出血；（b）出血；（c）出血伴牵拉伤

根据我们这项（综合以往所有报道中有关 Segond 骨折的最大的病例）

系列研究，可以对 Segond 骨折做以下结论：

（1）Segond 骨折始终伴随着 ACL 完全断裂发生，并且因此而导致膝关节前外侧旋转不稳定（anterolateral rotatory instability，ALRI）。

（2）Segond 骨折代表了 ALL 胫骨附着点的撕脱骨折。

然而，必须考虑到的是，除了骨性结构的损伤，ALL 本身及包括 ALL 在内的整个前外侧复合体也经历了严重的变形和畸形，就像我们的记录中呈现的那样广泛出血点性梗死及弥漫性的牵拉损伤，有时还延伸到浅层的 ITB。

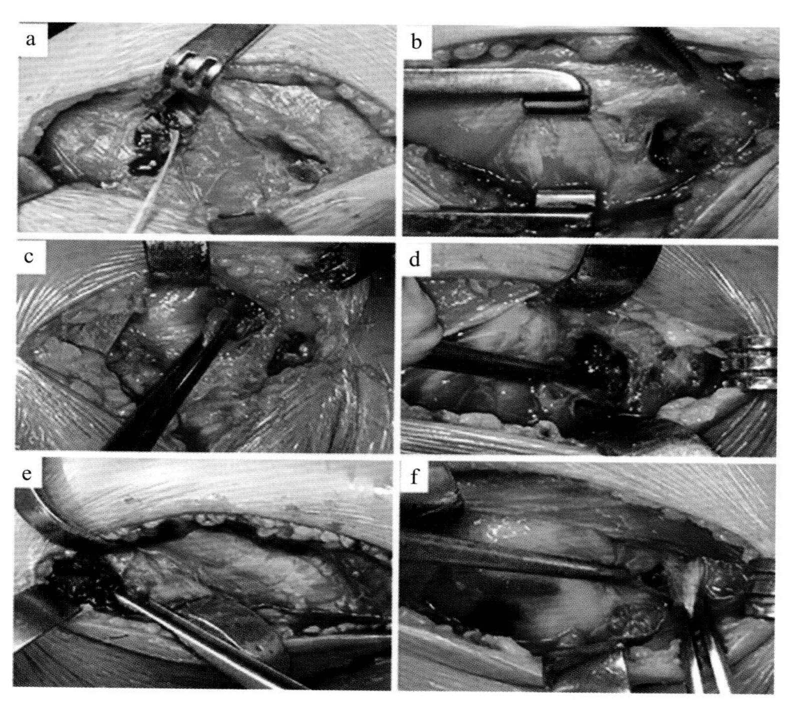

图 5.6 我们的病例系列中，发现 Segond 骨折总是位于 ALL 的胫骨止点处。从未见阔筋膜、股二头肌腱或其他外侧结构的附着点撕脱。（a，e 左膝；b，c，d，f 右膝）

5.3 手术治疗

笔者所在医院 2014—2020 年进行手术治疗的 17 例 Segond 骨折病例

中，12 例得到至少两年的随访并成为近期发表的多篇研究文献的研究对象[25,26]。尽管患者数量相对较少，但这一病例系列研究仍然是迄今为止病例数量最大的研究。

一旦发现 Segond 骨折的骨折块，我们采用各种手术方式将骨折块重新固定于解剖位置，其中 11 例通过骨膜缝合，5 例通过带线锚钉，1 例因骨折块超过 2 厘米而使用松质螺钉进行固定。在所有病例中，前外侧复合体都通过可吸收线折叠缝合以恢复其张力（图 5.7 ～图 5.10）。

在修复完成后，关节内 ACL 重建之前，可重复进行轴移试验以验证 Segond 骨折修复的效果，并保证所有病例的结果均为阴性或仅轻度阳性（+/–）。据此，Segond 骨折修复手术的有效性以及 Segond 骨折对膝关节前外侧的稳定性获得了证实。

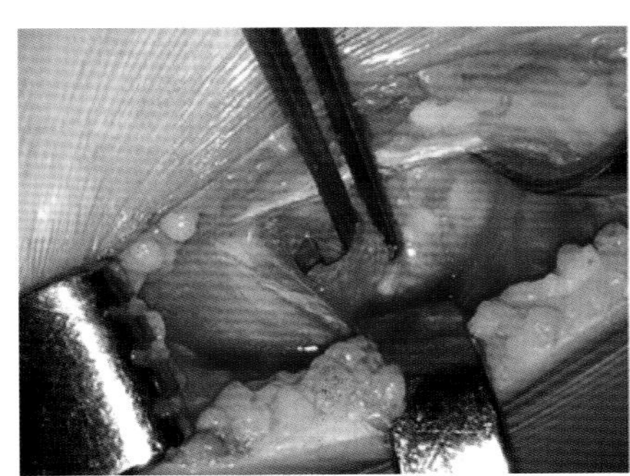

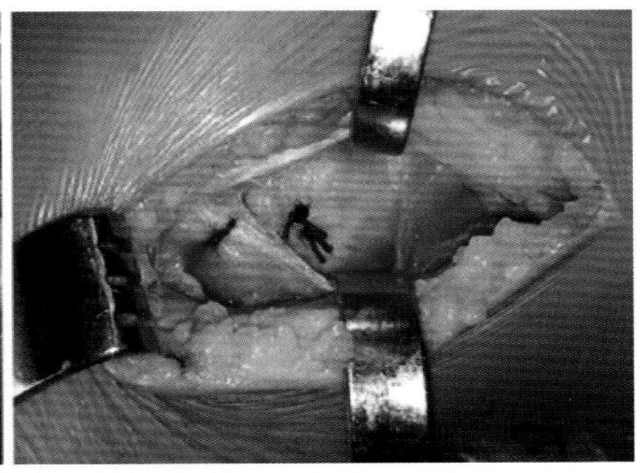

图 5.7　使用可吸收线缝合固定 Segond 骨折块

如表 5.5、表 5.6 总结了本组病例的人口资料以及术前和术后的临床表现，一期 ACL 重建联合 Segond 骨折修补的治疗效果是优异的，其中 10 例病例的 IKDC 客观评分为 A 级，2 例为 B 级。最低两年的随访（平均 28.6 ± 2.1 个月）报道显示，没有任何并发症，诸如感染、畸形愈合、术后关节僵硬或关节纤维化、机械性失效或 ACL 移植物再断裂。有 1 例患者接受了二次手术进行半月板切除术。平均而言，患者在术后六个月后开始运动训练。在最近的随访中，所有患者都恢复到术前的运动水平。

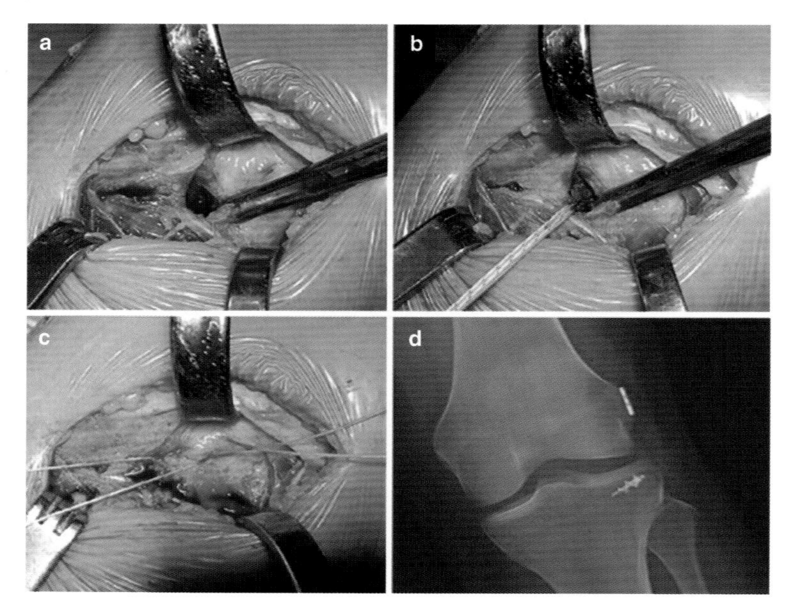

图 5.8　使用一枚带线锚钉固定 Segond 骨折

（a）探查发现 Segond 骨折；（b）放置带线锚钉；（c）骨折块固定并重新恢复前外侧韧带囊的张力；（d）ACL 重建并联合 Segond 骨折固定术后 X 线检查

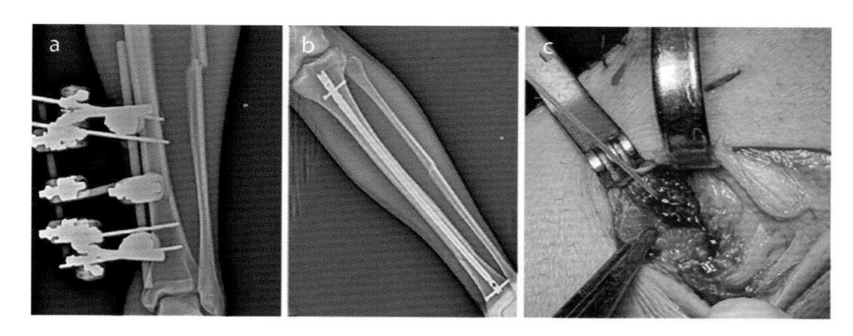

图 5.9　一例非常不同寻常的滑雪损伤：开放性小腿骨折合并同侧 ACL 撕裂和 Segond 骨折。全面的一期手术修补治疗（骨折固定、ACL 修补和 Segond 骨折修复）

（a）X 线片显示小腿骨折外固定架临时固定；（b）X 线片显示 ACL 和 Segond 骨折修复前进行确定性髓内钉固定手术；（c）第一阶段手术（胫骨固定）后的手术中所见：带线锚钉修复 Segond 骨折，如图所示 Segond 骨折通常位于髂胫束深部外侧半月板下方；（d）关节镜显示 ACL 损伤类型为具备可修补性的近端完全撕裂；（e）修补后的 ACL 撕裂；（f）全修复手术治疗后的 X 线检查

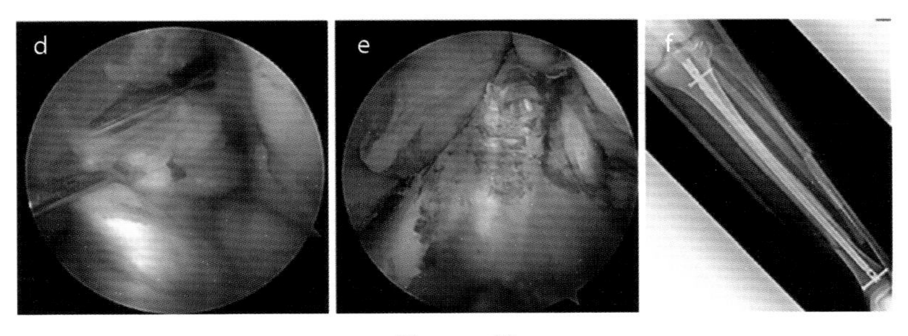

图 5.9　续

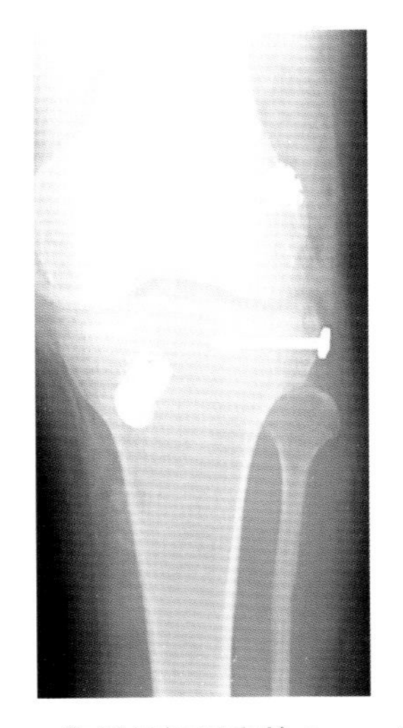

图 5.10　使用螺钉固定的 Segond 骨折

本研究的主要发现在于，在采用腘绳肌进行常规 ACL 重建的同时，进行 Segond 骨折修复手术是一种安全的手术方式，可以获得膝关节稳定性和膝关节功能恢复的效果并且没有明显的手术并发症。另外一个重要的发现在于，尽管需要两个个皮肤切口用于开放手术，但没有增加其他不良反应。患者术后的恢复过程、康复和重返运训练动的情况与单纯关节内标准 ACL 重建手术完全相同。我们的结果与先前的诸多研究结果进行了比较，这些研究均报告在标准的 ACL 重建手术同时增加关节外重建和 / 或修复具有非常好的临床效果和膝关节稳定性，并且复发率和失败率较低 [27-29]。

表 5.5 人口学数据

男（n）	10
女（n）	2
左膝（n）	8
右膝（n）	4
体重（kg）	58.3 ± 6.1（48 ~ 71）
手术年龄（y）	26.5 ± 5.7（16 ~ 45）
手术间隔时间（days）	4.5 ± 2.5（2 ~ 7）
随访时间（m）	28.6 ± 2.1（24 ~ 37）
其他手术［n（%）］	
内侧半月板部分切除	4（33%）
外侧半月板部分切除	1（8%）
内 / 外侧半月板部分切除	1（8%）
再断裂（n）	0
再次手术（半月板切除）（n）	1

表 5.6 术前和术后数据

	术前	术后	*P* 值
关节松弛度（S-S），mm	10.2 ± 0.77（9 ~ 11）	2.2 ± 0.7（1 ~ 3）	＜ 0.05
＜ 3 mm	0	11（92%）	
3-5 mm	4（23%）	1（8%）	
＞ 5 mm	8（67%）	0	
Lachman 试验（n）			＜ 0.05
+	2	0	
++	3	0	
+++	7	0	
轴移试验（n）			＜ 0.05
+	0	1（8%）	
++	0	0	
+++	12（100%）	0	
Lysholm 评分	52.5 ± 5.1	91 ± 2.3	＜ 0.05
Tegner 评分	8.1 ± 1.1	7.1 ± 1.9	＜ 0.05

一些作者对修复 Segond 骨折的必要性提出了质疑，因为无论是否进行单纯的 ACL 重建，Segond 骨折的存在都不会影响临床结果[30]。这一

发现并不令人意外，因为 Segond 骨折并不是增加前外侧不稳定严重程度的必要因素，并且可能与其他未被识别的、误诊的以及 X 线无法检测到的 ALL 损伤具有相同的效果。如果不予治疗，骨和软组织损伤都可能会导致相似的结果。

我们的研究证实了 Segond 骨折和前外侧韧带在控制膝关节的旋转稳定性以及轴移现象中的重要性，并且支持了我们早期的猜想，即未被识别和 / 或未经治疗的关节外结构损伤，比如前外侧复合结构，可能某些病例在单纯 ACL 重建术后仍然持续存在旋转不稳定的原因。

（韩国一　徐青镭　译）

参考文献

[1] Segond P. Recherches cliniques et experimentales sur les epanchements sanguins du genou par entorse. Paris: Progres Medical; 1879.

[2] Woods GW, Stanley RF, Tullos HS. Lateral capsular sign: x-ray clue to a significant knee instability. Am J Sports Med. 1979;7:27-33.

[3] Ferretti A, Monaco E, Fabbri M, et al. Prevalence and classification of injuries of anterolateral complex in acute anterior cruciate ligament tears. Arthroscopy. 2017;33(1):147-54.

[4] Ferretti A, Monaco E, Gaj E, et al. A. risk factors for grade 3 pivot shift in knees with acute anterior cruciate ligament injuries: a comprehensive evaluation of the importance of osseous and soft tissue parameters from the SANTI Study Group. Am J Sports Med. 2020;48(10):2408-17.

[5] Claes S, Vereecke E, Maes M, et al. Anatomy of the anterolateral ligament of the knee. J Anat. 2013;223:321-8.

[6] Feagin JA. The crucial ligaments. Churchill Livingstone; 1988.

[7] Amis AA. Anterolateral knee biomechanics. Knee Surg Sports Traumatol Arthrosc. 2017;25(4):1015-23.

[8] Corbo G, Norris M, Getgood A, et al. The infra-meniscal fibers of the anterolateral ligament are stronger and stiffer than the supra-meniscal fibers despite similar histological characteristics. Knee Surg Sports Traumatol Arthrosc. 2017;4:1078-85.

[9] Getgood A, Brown C, Lording T, Amis A, Claes S, Geeslin A, Musahl V, ALC

Consensus Group, et al. The anterolateral complex of the knee: results from the International ALC Consensus Group Meeting. Knee Surg Sports Traumatol Arthrosc. 2019;27(1):166-76.
[10] Inderhaug E, Stephen JM, Williams A, et al. Biomechanical comparison of anterolateral procedures combined with anterior cruciate ligament reconstruction. Am J Sports Med. 2017;45(2):347-54.
[11] Caterine S, Litchfield R, Johnson M, et al. A cadaveric study of the anterolateral ligament: re-introducing the lateral capsular ligament. Knee Surg Sports Traumatol Arthrosc. 2015;23(11):3186-95.
[12] Redler A, Miglietta S, Monaco E, et al. Ultrastructural assessment of the anterolateral ligament. Orthop J Sports Med. 2019;7(12):2325967119887920.
[13] Stijak L, Bumbaširević M, Radonjić V, et al. Anatomic description of the anterolateral ligament of the knee. Knee Surg Sports Traumatol Arthrosc. 2016;24(7):2083-8.
[14] Monaco E, Mazza D, Redler A, et al. Segond's fracture: a biomechanical cadaveric study using navigation. J Orthop Traumatol. 2017;18(4):343-8.
[15] Monaco E, Fabbri M, Mazza D, et al. The effect of sequential tearing of the anterior cruciate and anterolateral ligament on anterior translation and the pivot-shift phenomenon: a cadaveric study using navigation. Arthroscopy. 2018;34(4):1009-14.
[16] Mullins W, Jarvis GE, Oluboyede D, et al. The Segond fracture occurs at the site of lowest sub-entheseal trabecular bone volume fraction on the tibial plateau. J Anat. 2020;237(6):1040-8.
[17] Helito CP, Bonadio MB, Rozas JS, et al. Biomechanical study of strength and stiffness of the knee anterolateral ligament. BMC Musculoskelet Disord. 2016;30(17):193.
[18] Kennedy MI, Claes S, Fuso FA, et al. The anterolateral ligament: an anatomic, radiographic, and biomechanical analysis. Am J Sports Med. 2015;43(7):1606-15. https://doi.org/10.1177/0363546515578253.
[19] Wytrykowski K, Swider P, Reina N, et al. Cadaveric study comparing the biomechanical properties of grafts used for knee anterolateral ligament reconstruction. Arthroscopy. 2016;32(11):2288-94.
[20] Monaco E, Lanzetti RM, Fabbri M, et al. Anterolateral ligament reconstruction with autologous grafting: a biomechanical study. Clin Biomech (Bristol, Avon). 2017;44:99-103.
[21] Sugita T, Amis AA. Anatomic and biomechanical study of the lateral collateral and popliteofibular ligaments. Am J Sports Med. 2001;29(4):466-72.

[22] Cooper DE, Deng XH, Burstein AL, et al. The strength of the central third patellar tendon graft. A biomechanical study. Am J Sports Med. 1993;21(6):818-23.
[23] Muller W. The knee. New York: Springer Verlag; 1983.
[24] Hardy A, Ferreira FB, Hunter JC. Segond fracture after anterior cruciate ligament reconstruction. Radiol Case Rep. 2015;4(3):305.
[25] Ferretti A, Monaco E, Wolf MR, et al. Surgical treatment of Segond fractures in acute anterior cruciate ligament reconstruction. Orthop J Sports Med. 2017;5(10):2325967117729997.
[26] Mazza D, Monaco E, Redler A, et al. Segond fractures involve the anterolateral knee capsule but not the iliotibial band. Arthrosc Sports Med Rehabil. 2021; 3(3): e639-43.
[27] Ferretti A, Monaco E, Ponzo A, et al. Combined intra-articular and extra-articular reconstruction in anterior cruciate ligament-deficient knee: 25 years later. Arthroscopy. 2016;32(10):2039-47.
[28] Guzzini M, Mazza D, Fabbri M, et al. Extra-articular tenodesis combined with an anterior cruciate ligament reconstruction in acute anterior cruciate ligament tear in elite female football players. Int Orthop. 2016;40(10):2091-6.
[29] Redler A, Iorio R, Monaco E, et al. Revision anterior cruciate ligament reconstruction with hamstrings and extra-articular tenodesis: a mid- to long-term clinical and radiological study. Arthroscopy. 2018;34(12):3204-13.
[30] Yoon KH, Kim JS, Park SY, et al. The influence of segond fracture on outcomes after anterior cruciate ligament reconstruction. Arthroscopy. 2018;34(6):1900-6.

第 6 章　对“膝关节损伤三联征”的再认识

◆ Andrea Ferretti, Daniele Mazza　著

“膝关节损伤三联征”这一术语最初由运动医学之父 O'Donoghue[1] 于 1964 年提出，它涉及前交叉韧带（ACL）、内侧副韧带（MCL）和内侧半月板等结构的严重损伤，在膝关节急性运动损伤中约占 25%。根据这一特征，“膝关节三联损伤”与 Hughston 等 [2] 提出的膝关节不稳分类中的前内旋转不稳（anteromedial rotatory instability，AMRI）相对应。这种类型的损伤表现为 Lachman 试验阳性、外翻应力试验阳性并且由于损伤累及 ACL 而导致 Jerk 试验阳性，尽管失去有效的内侧结构的支撑可能很难采用 Jerk 试验对这种情况进行评估。

随着关节镜技术的发展，人们对“膝关节三联损伤”是否合并内侧半月板损伤产生了质疑。事实上 Shelbourne 和 Nitz[3] 的研究发现，在这种损伤中，相较于内侧半月板损伤，外侧半月板损伤更为普遍。意味着在损伤过程中，前外侧间室的受累情况比先前的研究中所描述的更加普遍。其他研究者 [4-6] 也支持 Shelbourne 和 Nitz 的发现。

然而，Mueller 在 1982 年出版的《膝关节：形态、功能和韧带重建》[7] 一书中深入探讨了这个问题，Mueller 在书中做了如下的陈述：“在急性的“膝关节三联损伤”的常规手术过程中，我们常常发现实际上存在着的是四联损伤，第四个损伤部分是前外侧股胫韧带（anterolateral femorotibial ligament，ALFTL）的急性损伤”。作者已经在以往的描述

中提到 ALFTL 是髂胫束的远端部分，起于股骨粗线、外侧副韧带股骨附着点的下方，向远端延伸至 Gerdy's 结节（见第 2 章图 2.9）。

近年来，前外侧间室结构的解剖[8-12]和功能[13-17]再次受到关注，最新的理念认为前外侧间室的结构作为 ACL 的二级稳定结构在控制胫骨内旋方面发挥着作用。解剖学的描述导致了前外侧韧带（anterolateral ligament，ALL）的发现，并且 ALL 被认为是前外侧复合体的主要组成部分，该复合体结构也还包括髂胫束的深层部分（被命名为所谓的关节囊与骨性结构层）和外侧半月板的后角。

在 ACL 和内侧间室损伤的同时有可能同时伴发累及前外侧间室的延伸性损伤，从而改变不稳定的类型，因而这种损伤模式最终不可避免地导致 AMRI 与前外侧旋转不稳（anterolateral rotatory instability，ALRI）的混合型不稳定。

在 ACL 断裂的背景下存在多大的概率会出现 AMRI 和 ALRI 混合型不稳定，因此手术治疗的策略需要据此结果来确定。

2014 年，在一项为期三个月的临床试验后，笔者能在医院启动了一项试点研究，旨在为所有被转诊至医院急诊科疑似 ACL 撕裂病例提供专门设计的临床路径，在确有必要的情况下，在损伤发生后最多两周内（急性期）最终进行手术治疗。这一项目被命名为“two for two”，此命名参照了由 NHS（译者注：英国国家医疗服务体系）支持项目（鼓励对老年人群股骨颈骨折实施早期手术治疗：老年股骨颈骨折患者在两天内进行手术治疗），而年轻人和运动员的 ACL 损伤在两周内进行手术治疗。

截至目前，已经实施了超过 300 例的急性 ACL 重建手术，并且对其临床和手术资料进行了收集和记录。患者初诊时临床评估发现 Lachman 试验阳性和内翻应力试验阳性即被判定为同时存在 AMRI 和 ALMI 的混合型不稳定。按照我们的术前流程，所有患者都接受了临床和放射学的评估，包括标准 X 线和 1.5T 磁共振成像（magnetic resonance imaging，MRI）检查。麻醉后对患者再次进行临床查体，X 线透视下实施屈膝

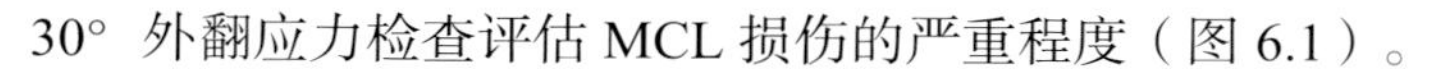

30° 外翻应力检查评估 MCL 损伤的严重程度（图 6.1）。

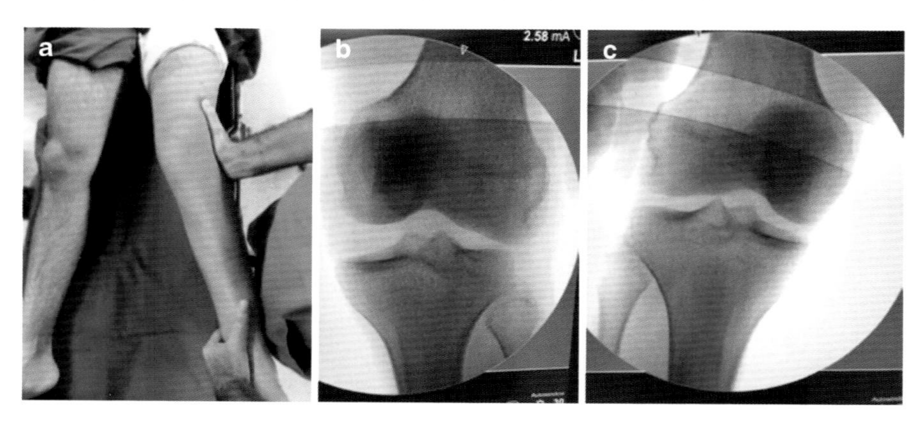

图 6.1　外翻应力下影像学检查

（a）屈膝 30 度外翻应力试验（+），（b）X 线透视显示 MCL（股内侧副韧带）三度撕裂，导致 III 度不稳定（开口度＞ 10 毫米），与健侧相比（c）

对Ⅲ级内侧不稳定（内侧间隙张开大于 10mm）的患者进行开放式 MCL 修补手术，而其他 MCL 损伤则采取保守治疗。在术中对所有患者的外侧间室都进行了探查、对前外侧复合体进行检视评估并对需要的损伤进行手术治疗。接受手术治疗的病人均通过膝关节内侧切口进行显露，MCL 修补使用可吸收缝线，在需要时采用带线锚钉辅助完成修补（图 6.2、图 6.3）。

在一些特殊病例，选择在关节镜下接近并显露 MCL 深层撕裂，这样可以减小皮肤切口（图 6.4）。

在整个手术过程的各个阶段中，需要反复多次测试内侧稳定性以及膝关节的活动范围，以避免对内侧间室过于收紧导致过度限制。

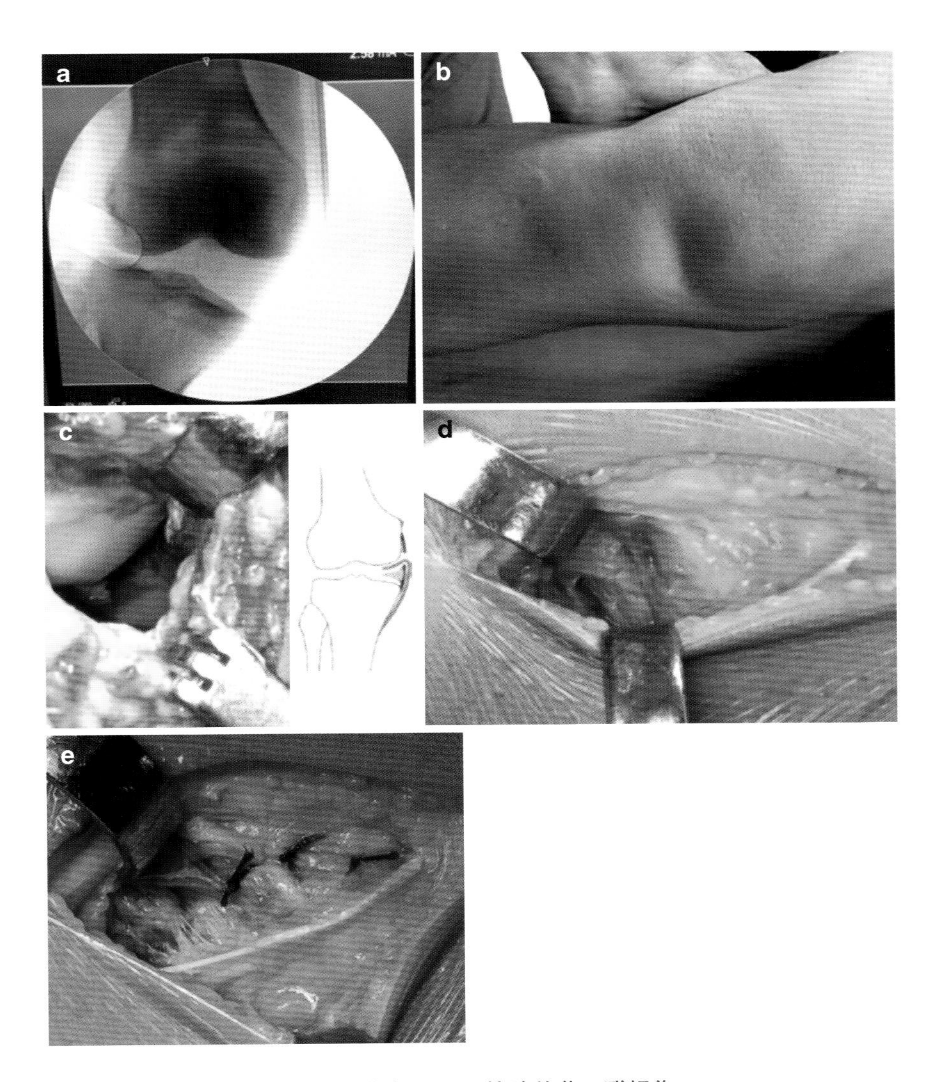

图 6.2　Ⅲ度 AMRI 的膝关节三联损伤

（a）透视下内翻应力测试；（b、c）在内翻应力测试期间可见的内侧皮肤凹陷（“Sulcus 征”），术中可见内侧副韧带完全撕裂；（d）前外侧关节囊囊受损（III 型，完全断裂）；（e）前外侧韧带和关节囊的修复 / 重新张紧

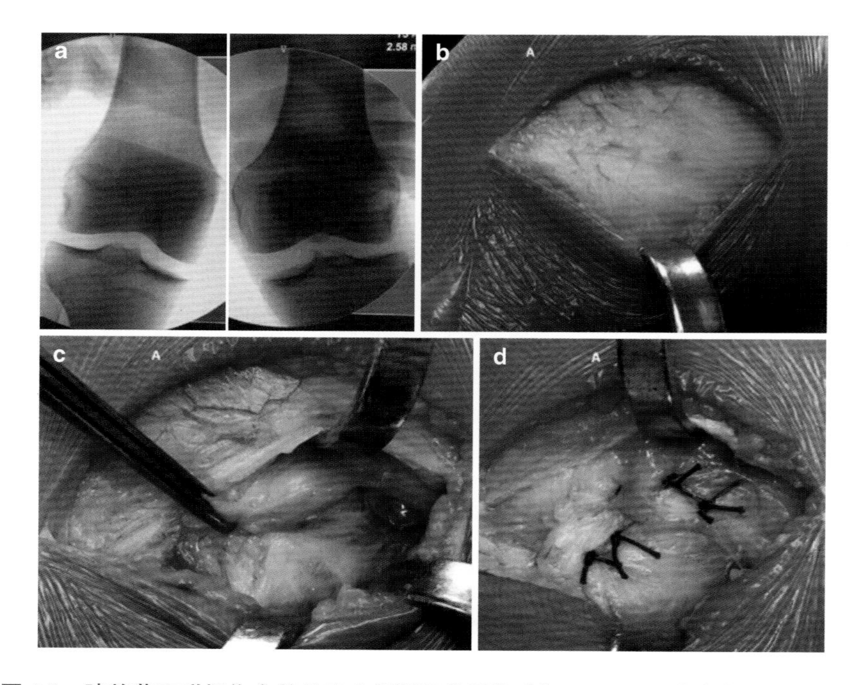

图 6.3 膝关节三联损伤合并Ⅱ度内侧副韧带损伤（切口 5 ~ 10 毫米），保守治疗

（a）透视显示 III 度内侧副韧带撕裂，与健侧相比导致Ⅱ度不稳；（b）阔筋膜无损伤表现；（c）前外侧关节囊损伤（Ⅱ型）；（d）修复 / 张紧前外侧关节囊

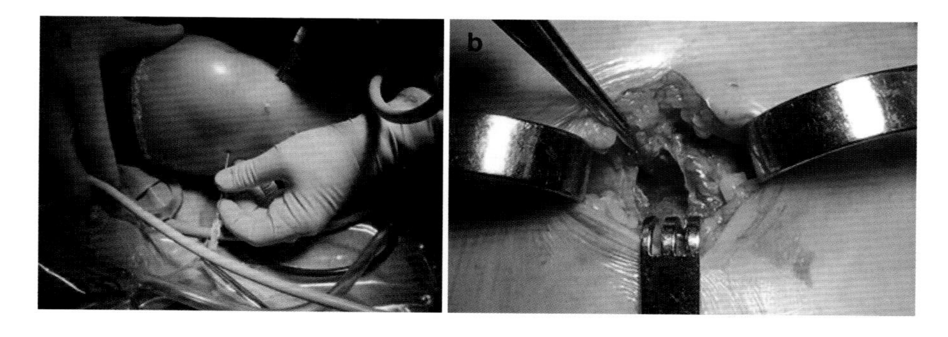

图 6.4 小切口内侧副韧带修复术治疗膝关节三联损伤

（a）关节镜辅助下确定 MCL 撕裂部位；（b）进行 MCL 撕裂的小切口手术修复；（c）暴露外侧间室：血肿提示可能存在前外侧复合体的损伤，复合体表面可能缺乏完整的阔筋膜覆盖；（d，e）劈开阔筋膜显露关节囊，确认前外侧韧带的损伤（Ⅲ级损伤）并进行手术修复

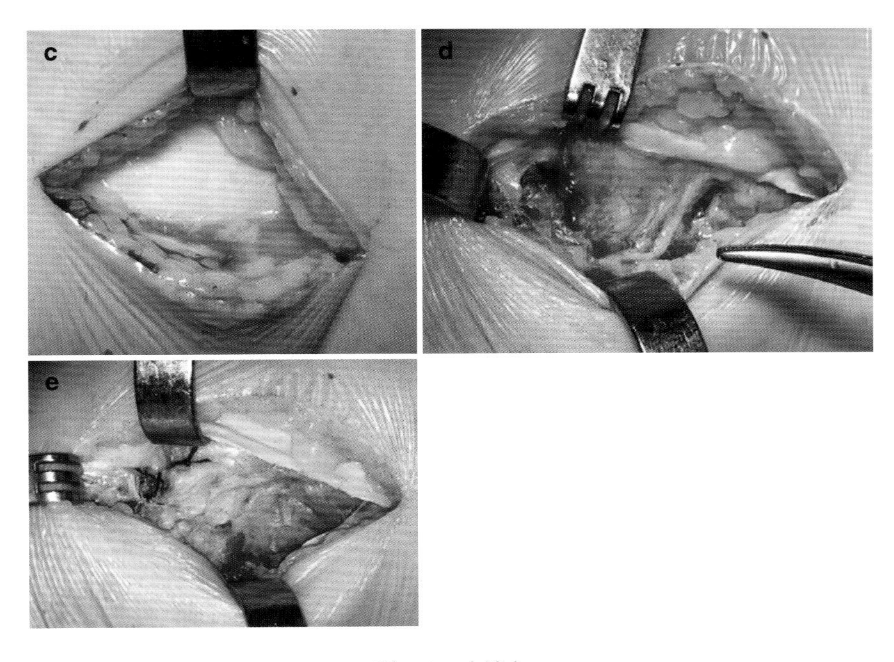

图 6.4　（续）

6.1 手术中的发现

手术中的发现采集自一项历时 3 年并包含 11 例病例的病例系列研究，这 11 例病例来自一组连续的 125 例 ACL 急性损伤患者。

根据透视检查的结果，8 例患者的内侧结构损伤采取保守治疗（II 度 AMRI）而 3 例患者（III 度 AMRI）接受了手术治疗。

所有患者的 ACL 均完全断裂；1 例患者发现有内侧半月板撕裂并接受了内侧半月板部分切除手术。3 例患者发现有外侧半月板损伤：其中 2 例进行了半月板缝合修补术，3 例则进行了选择性的半月板部分切除手术。所有患者均接受了标准的采用腘绳肌腱的 ACL 重建手术。

所有病例也都采用位于 Gerdy's 结节近端的、长度 5 ~ 7 厘米的曲棍球棒形的弧形切口对外侧间室进行了探查。7 例患者的阔筋膜表现为正常或者接近正常（图 6.5），而有 4 例患者阔筋膜存在出血（图 6.6）。

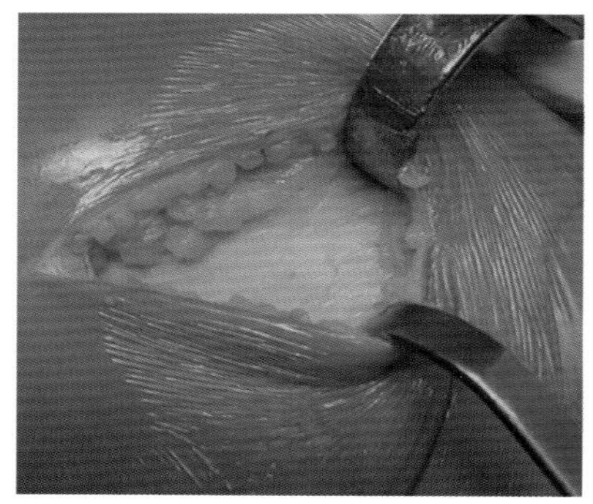

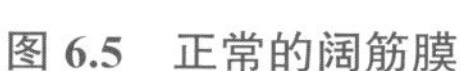

图 6.5 正常的阔筋膜

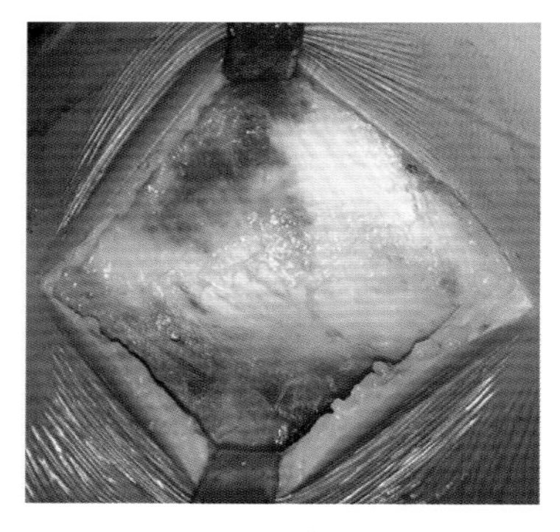

图 6.6 阔筋膜明显血肿

接下来沿着纤维走行方向纵向劈开阔筋膜以显露关节囊。所有病例均有明显的前外侧复合体损伤：1 例为Ⅰ型损伤，7 例为Ⅱ型损伤（图 6.7）。

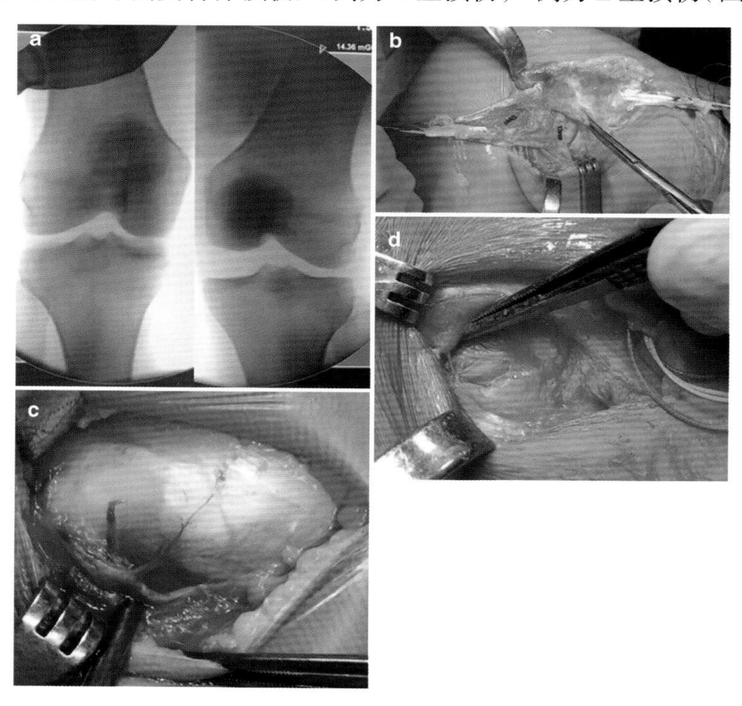

图 6.7 Ⅲ级 AMRI

（a）透视检查显示Ⅲ级 MCL 撕裂，与健侧相比存在Ⅲ级不稳定；（b）MCL 浅层（sMCL）和 MCL 深层（dMCL）均有损伤；（c）阔筋膜损伤伴随血肿表现；（d）确定前外侧韧带的完全撕裂（Ⅱ级损伤）并手术修复

2 例为Ⅲ型损伤（图 6.8），1 例为Ⅳ型损伤（Segond 骨折）。所有撕裂均得到准确的修补，并使用可吸收缝线进行折叠缝合以恢复前外侧复合体的张力。

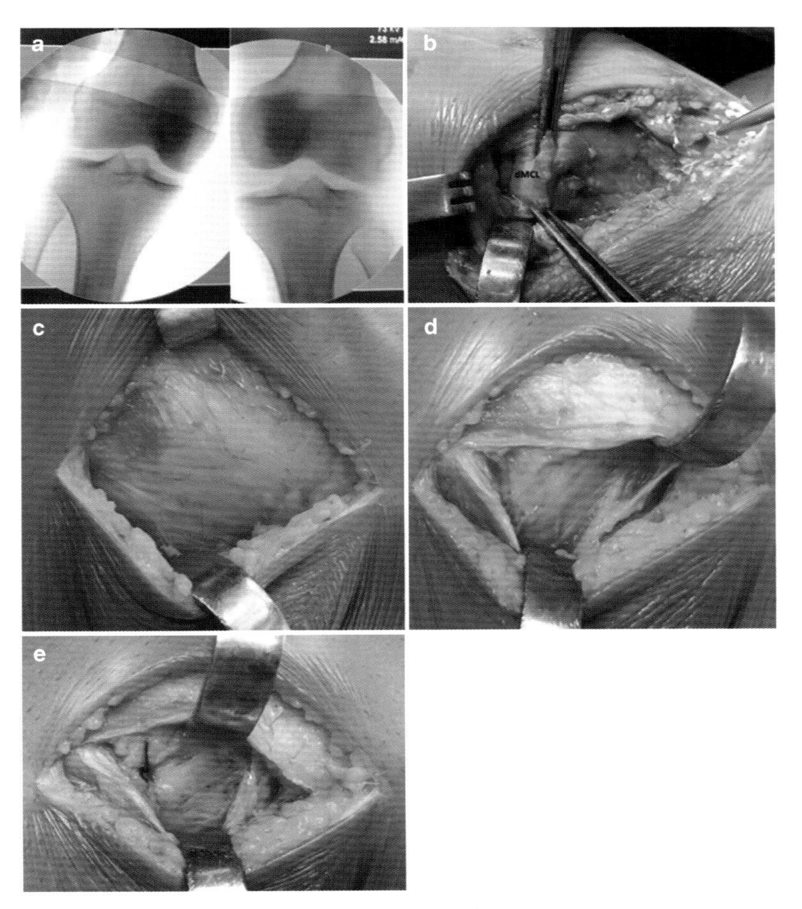

图 6.8　Ⅲ型损伤

（a）透视表现；（b）MCL 深层（dMCL）股骨半月板束完全撕裂；（c）阔筋膜损伤伴随血肿表现；（d，e）前外侧复合体的Ⅱ级损伤，手术修复恢复组织张力

随访发现 2 名患者存在轻度外翻应力试验阳性（+--），但不影响其日常生活及运动。所有患者的 Lachman 试验均为阴性。九例患者轴移试验为阴性，2 例患者轴移试验为轻度阳性（滑动 +--）。有 8 例患者

表现为ISAKOS分型的A型，3例B型，C型和及D型0例。所有患者均恢复到完全的ROM，无屈伸活动受限。

所有患者均重返至术前的活动水平，包括术前的运动水平。

我们在这里报道的、临床经验中最为重要的发现，Mueller在80年代就已经提出的膝关节“膝关节三联损伤”实际上应该被视为是一种四联损伤，构成此损伤的第四个结构是伴随着三联损伤同时出现的前外侧复合体损伤。但前外侧复合体损伤在术前很难确诊，因为缺乏有效的内侧结构支持很难诱发出轴移试验的阳性结果。

对于III级MCL损伤进行手术修补的指征是另外一个存在争议的问题。许多作者推荐保守治疗[18-22]，而也有学者建议手术治疗[4]，或者选择早期手术、或者延后数周确定自发性愈合失败后再实施手术治疗。而一些作者则认为应该在前交叉韧带重建手术同期进行内侧副韧带的缝合修复手术。这一问题引发人们关切的原因在于，韧带撕裂以及关节不稳定的分类中所使用的术语仍存在混淆。事实上，我们的方法是对MCL撕裂采取手术治疗仅仅限于MCL完全撕裂（III级韧带撕裂）并导致III度内侧不稳定，其判定标准为在轻度屈膝位外翻应力试验导致内侧关节间隙张开大于10mm。尽管所有ACL损伤患者中有大约25%合并内侧副韧带完全损伤，但只有不超过3%的患者存在III度内侧不稳定。我们建议对此类损伤进行早期手术治疗的依据在于损伤的急性期内侧副韧带的撕裂部位更容易得到识别和发现并且也更易于修补，这一观点也得到了临床研究结果的支持。

Mueller的贡献值得被铭记，一方面是由于他卓越杰出的直觉发现了以往的“膝关节三联损伤”中未被发现的第四要素，另一方面也缘于他对MCL浅层或深层损伤类型的详细的描述（图6.9）。

在我们的临床实践中，时间上的跨度超过了7年并且可以追溯到80年代早期，我们就已经研究并成功地手术修补了Mueller所描述的几乎所有类型损伤（图6.10 ~ 图6.12）。

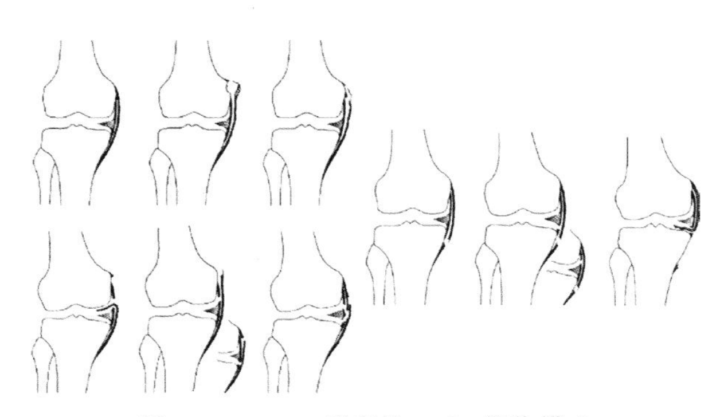

图 6.9　Muller 提出的 MCL 损伤模式

转载自：W. Mueller “The Knee” Springer-Verlag，柏林，1982 年，第 148-154 页

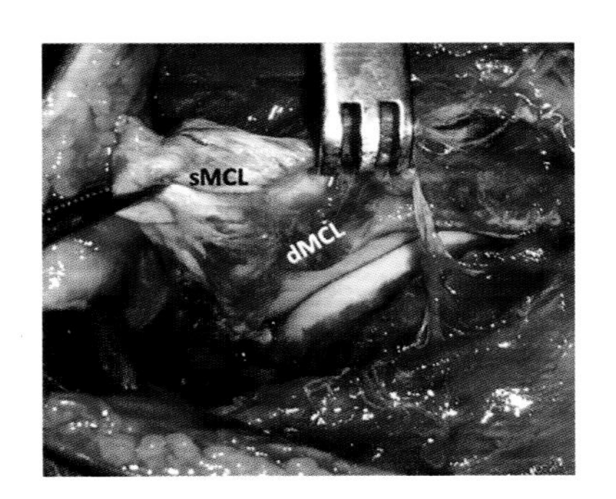

图 6.10　MCL 深层和浅层的广泛撕裂

sMCL　浅层撕裂，dMCL　深层撕裂

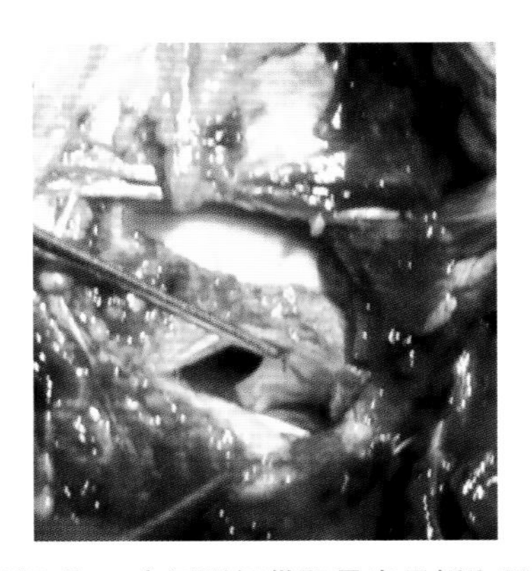

图 6.11　半月板“漂浮征”：内侧副韧带股骨半月板和胫骨半月板束同时撕裂

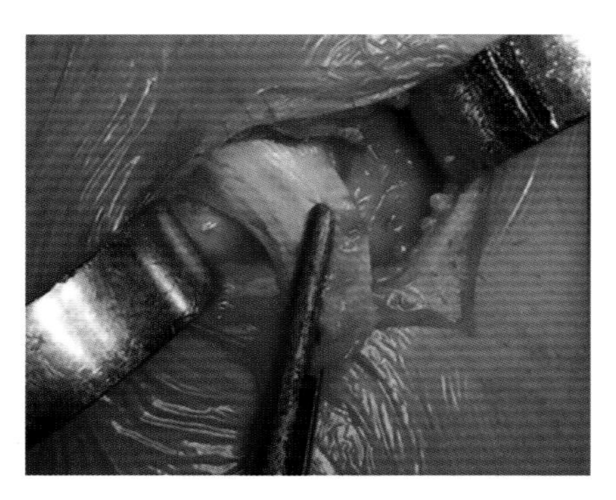

图 6.12 内侧副韧带下止点损伤

然而，成功地采用外科手术治疗“膝关节三联损伤”的关键，不仅在于早期关节内 ACL 重建手术的同时一期修补内侧和外侧结构，还在于术后加速康复外科管理以及严格按照一套术后表格实施渐进式的关节活动度 ROM 恢复训练。由于术后存在潜在的关节僵硬及纤维化的高风险，所有的手术患者都应从术后第一天开始进行康复训练的追踪随访，遵循“保持伸膝，鼓励屈曲”的基本康复原则。可以使用持续被动活动（continuous passive motion，CPM）设备。根据我们的经验，在所有 ACL 重建术后康复过程中，使用 CPM 设备的唯一指征是 MCL 与 ACL 联合手术的术后康复。尽管对术后康复有准确的随访和追踪，偶尔仍会观察到 ROM 恢复进程方面的延迟，这种情况往往需要麻醉下手法松解。如果确实需要，麻醉下手法松解应在手术后两到三个月内进行，避免发生进一步的不良事件。

历史上，“膝关节三联损伤”的机制归因于膝关节外翻外旋位，在该损伤机制下内侧间室结构首先出现损伤，随后发生 ACL 撕裂。

但是，这一特定性的损伤机制并不能解释 MCL 不同的受累及程度，也不能解释恒定存在的前外侧复合体损伤。因此，应该提出另外一种新的损伤机制假说。

来自奥斯陆的挪威奥林匹克委员会运动医学中心的研究者们针对一

组 ACL 损伤病例发表了多项三维视频分析，这些视频来自专业的视频摄像机对室内和户外运动进行拍摄和电视转播[23-25]。研究者们使用先进的软件仔细地分析那些看上去似乎是明显的膝关节外翻外旋机制导致膝关节损伤的病例。作者们记录到 ACL 撕裂发生在最初的 40ms 时间内，这时膝关节处在外翻旋转的位置，然而在膝关节最终崩溃于真正的外翻外旋体位前，胫骨被置于强力内旋位。因此，根据这项研究，大多数“膝关节三联损伤”的病人，其损伤机制的初始阶段与单纯性 ACL 损伤相同（轴移样机制），紧随其后的是膝关节在外翻外旋体位发生突发性塌陷。这种损伤机制导致的损伤顺序依次是：首先是 ACL 损伤，第二是前外侧复合体损伤（包括 ALL 和外侧半月板），最后是 MCL 伴内侧半月板的损伤。这种在损伤晚期才累及 MCL 的损伤机制分析，可以解释恒定存在的前外侧复合体损伤，也解释了 MCL 损伤存在着不同的严重程度。

综上所述，“膝关节三联损伤”实际上是一种四联损伤，包括 ACL、内侧或外侧半月板、MCL 以及前外侧复合体。该类型损伤源自一种“两阶段”的严重膝关节扭伤，始于内旋外翻，之后突然转变为外翻外旋位。尽管对大多数病例建议早期 ACL 重建，但 MCL 的手术修补仅仅在最为严重的撕裂导致 III 度外翻不稳（内侧开口＞ 10mm）的情况下才需要。对于 MCL 修补的病例，外科医生应密切关注术后康复，避免关节僵硬和关节纤维化的风险，发生了关节僵硬和关节纤维化可能需要麻醉下手法松解。

（张　磊　译）

参考文献

[1] O'donoghue D. The unhappy triad: etiology, diagnosis and treatment. Am J Orthop. 1964;6:242-7.

[2] Hughston JC, Andrews JR, Cross MJ, Moschi A. Classification of knee ligament instabilities. Part I. The medial compartment and cruciate ligaments. J Bone Joint

Surg Am. 1976;58(2):159-72.
[3] Shelbourne KD, Nitz PA. The O'Donoghue triad revisited. Combined knee injuries involving anterior cruciate and medial collateral ligament tears. Am J Sports Med. 1991;19(5):474-7.
[4] Barber FA. What is the terrible triad? Arthroscopy. 1992;8(1):19-22.
[5] Dacombe PJ. Shelbourne's update of the O'Donoghue knee triad in a 17-year-old male Rugby player. BMJ Case Rep. 2013;23:2013.
[6] Mansori AE, Lording T, Schneider A, Dumas R, Servien E, Lustig S. Incidence and patterns of meniscal tears accompanying the anterior cruciate ligament injury: possible local and generalized risk factors. Int Orthop. 2018;42(9):2113-21.
[7] Müller W. The knee: form, function and ligament reconstruction. Berlin: Springer-Verlag; 1982.
[8] Claes S, Vereecke E, Maes M, Victor J, Verdonk P, Bellemans J. Anatomy of the anterolateral ligament of the knee. J Anat. 2013;223(4):321-8.
[9] Daggett M, Busch K, Sonnery-Cottet B. Surgical dissection of the anterolateral ligament. Arthrosc Tech. 2016;5(1):e185-8.
[10] Daggett M, Ockuly AC, Cullen M, Busch K, Lutz C, Imbert P, Sonnery-Cottet B. Femoral origin of the anterolateral ligament: an anatomic analysis. Arthroscopy. 2015;32(5):835-41.
[11] Goncharov EN, Koval OA, Bezuglov EN, Goncharov NG. Anatomical features and significance of the anterolateral ligament of the knee. Int Orthop. 2018;42(12):2859-64.
[12] Helito CP, Demange MK, Bonadio MB, Tírico LE, Gobbi RG, Pécora JR, Camanho GL. Anatomy and histology of the knee anterolateral ligament. Orthop J Sports Med. 2013;9(1):7.
[13] Ferretti A, Monaco E, Fabbri M, Maestri B, De Carli A. Prevalence and classification of injuries of anterolateral complex in acute anterior cruciate ligament tears. Arthroscopy. 2017;33(1):147-54.
[14] Rasmussen MT, Nitri M, Williams BT, Moulton SG, Cruz RS, Dornan GJ, Goldsmith MT, LaPrade RF. An in vitro robotic assessment of the anterolateral ligament, part 1: secondary role of the anterolateral ligament in the setting of an anterior cruciate ligament injury. Am J Sports Med. 2016;44(3):585-92.
[15] Sonnery-Cottet B, Lutz C, Daggett M, Dalmay F, Freychet B, Niglis L, Imbert P. The involvement of the anterolateral ligament in rotational control of the knee. Am J Sports Med. 2016;44(5):1209-14.
[16] Sonnery-Cottet B, Saithna A, Cavalier M, Kajetanek C, Temponi EF, Daggett M, Helito CP, Thaunat M. Anterolateral ligament reconstruction is associated with

significantly reduced ACL graft rupture rates at a minimum follow-up of 2 years: a prospective comparative study of 502 patients from the SANTI group. Am J Sports Med. 2017;45(7):1547-57.

[17] Sonnery-Cottet B, Thaunat M, Freychet B, Pupim BH, Murphy CG, Claes S. Outcome of a combined anterior cruciate ligament and anterolateral ligament reconstruction technique with a minimum 2-year follow-up. Am J Sports Med. 2015;43(7):1598-605.

[18] Ferretti A, Monaco E, Ponzo A, Dagget M, Guzzini M, Mazza D, Redler A, Conteduca F. The unhappy triad of the knee re-revisited. Int Orthop. 2019;43(1):223-8.

[19] Ballmer P, Ballmer F, Jakob R. Reconstruction of the anterior cruciate ligament alone in the treatment of a combined instability with complete rupture of the medial collateral ligament. Arch Orthop Trauma Surg. 1991;110:139-41.

[20] Hillard-Sembell D, Daniel DM, Stone ML, Dobson BE, Fithian DC. Combined injuries of the anterior cruciate and medial collateral ligaments of the knee. Effect of treatment on stability and function of the joint*. J Bone Joint Surg. 1996;78:169-76.

[21] Millett PJ, Pennock AT, Sterett WI, Steadman JR. Early ACL reconstruction in combined ACLMCL injuries. J Knee Surg. 2004;17:94-8.

[22] Shelbourne KD, Porter DA. Anterior cruciate ligament-medial collateral ligament injury: Nonoperative management of medial collateral ligament tears with anterior cruciate ligament reconstruction A preliminary report. Am J Sports Med. 1992;20:283-6.

[23] Fuller CW, Ekstrand J, Junge A, Andersen TE, Bahr R, Dvorak J, Hägglund M, McCrory P, Meeuwisse WH. Consensus statement on injury definitions and data collection procedures in studies of football (soccer) injuries. Scand J Med Sci Sports. 2006;16(2):83-92.

[24] Koga H, Bahr R, MyklebustG EL, Grund T, Krosshaug T. Estimating anterior tibial translation from model-based image-matching of a noncontactanterior cruciate ligament injury in professional football: a case report. Clin J Sport Med. 2011;21(3):271-4.

[25] Olsen OE, Myklebust G, Engebretsen L, Bahr R. Injury mechanisms for anterior cruciate ligament injuries in team handball: a systematic video analysis. Am J Sports Med. 2004;32(4):1002-12.

第 7 章　ACL 撕裂的损伤机制

◆ Angelo De Carli, Andrea Ferretti, Barbara Maestri　著

损伤机制和韧带损伤部位之间存在着密切的相关性，这一点是确诊膝关节扭伤的一个重要因素。

之前的生物力学、实验室和视频分析研究[1-12]，连同临床观察，最终形成了以下的判断，即最为常见的膝关节韧带损伤的创伤机制包括以下几种代表性情况：

· 外翻伴外旋
· 内翻伴内旋
· 由前向后
· 膝关节过伸
· 复杂创伤，通常会导致膝关节多韧带损伤

前交叉韧带（anterior cruciate ligament，ACL）撕裂通常的创伤机制包括膝关节外翻伴外旋或内翻伴内旋损伤。

膝关节过伸是一种少见的导致 ACL 损伤的创伤机制（图 7.1）。（断头台机制，即 ACL 与髁间窝顶部在膝关节过伸时发生撞击，在剪切力作用下导致 ACL 断裂，第 8 章图 8.1）。另一种情况发生在膝关节过屈位，突发的、强烈的股四头肌收缩产生前向的致伤暴力导致胫骨近端向前方发生位移，最终导致 ACL 断裂（图 7.2）。后面一种情况是一种典型的滑雪运动损伤，发生于滑雪时由深蹲体位转为站立位的过程中导致

的 ACL 损伤。过屈损伤和过伸损伤的创伤机制都有可能导致真正意义上的单纯性 ACL 损伤，因此二者均无旋转力矩参与其中。

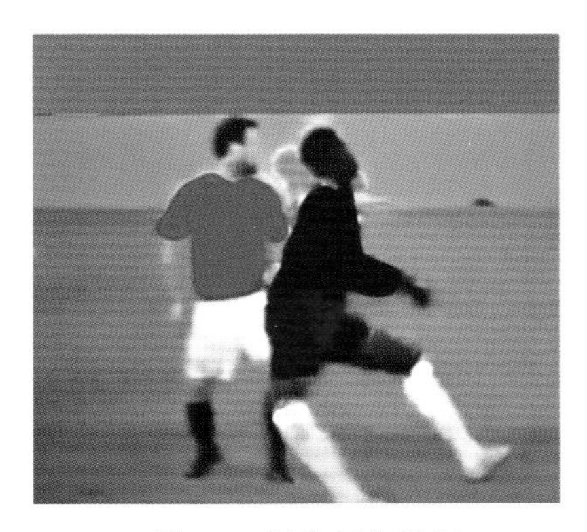

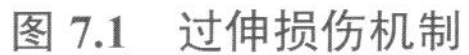

图 7.1　过伸损伤机制

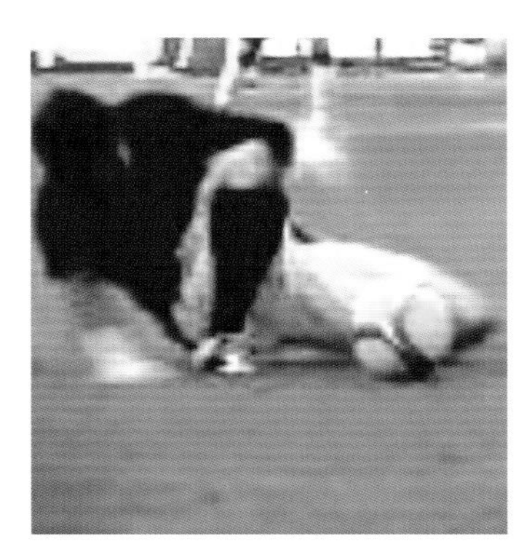

图 7.2　过屈损伤机制

不管怎样，ACL 断裂最为常见的损伤机制包含有突发的、常常是暴力性的旋转应力。

在强力的外翻伴外旋的损伤机制中（图 7.3），首先被牵拉致伤并最终导致撕裂的结构是内侧副韧带（medial collateral ligament，MCL）的浅层和深层；在此之后，进一步地导致 ACL 本身被累及并最终导致撕裂，结果导致前内侧旋转不稳（anteromedial rotatory instability，AMRI）的发生（图 7.4）。

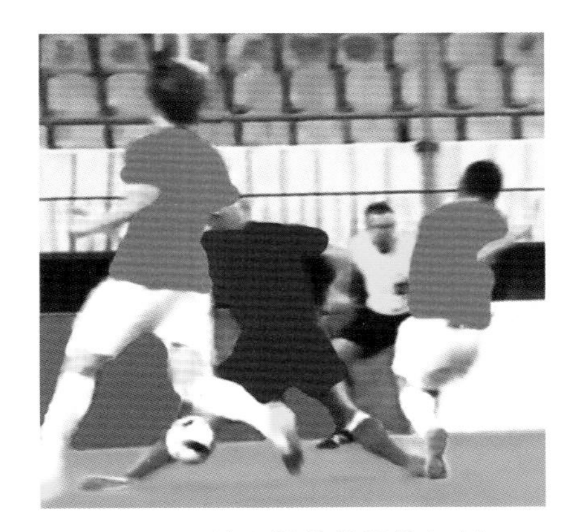

图 7.3　外翻伴外旋损伤机制

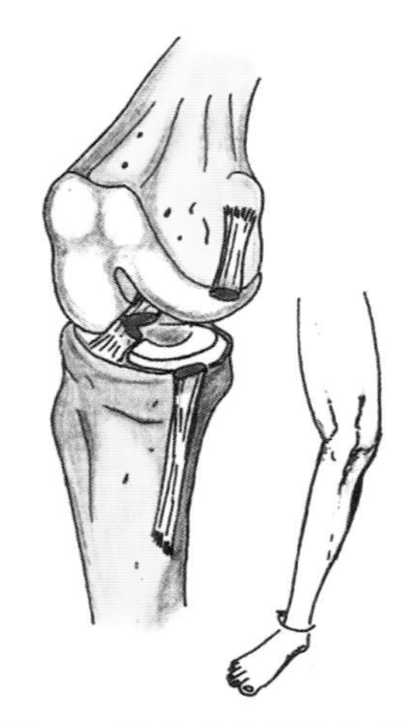

图 7.4 膝关节外翻伴外旋

此外，在内翻伴内旋的创伤机制中（图 7.5），首先累及的韧带是 ACL，接下来是前外侧复合体，最终导致前外侧旋转不稳定（anterolateral rotatory instability，ALRI）的发生（图 7.6）。

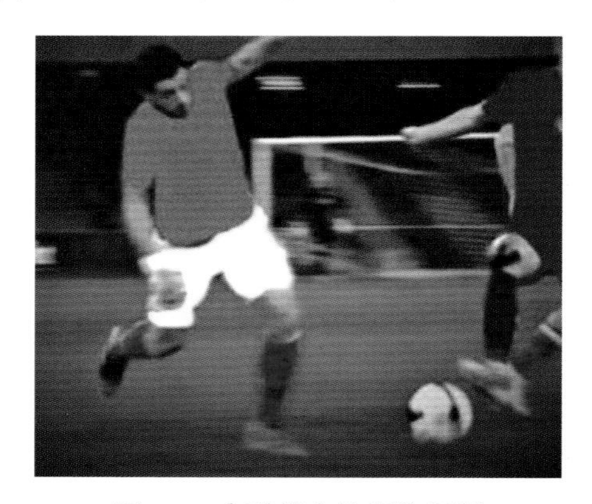

图 7.5 内翻伴内旋损伤机制

在笔者职业生涯的起始阶段，作为住院医师的笔者收集了此类患者的临床病史，试图找出创伤机制用来确定韧带可能发生的损伤部位；笔者记录下来的病人所陈述的损伤机制是外翻伴外旋；经常发生的状况是，患者描述的受伤史与实际查体评估确定的不稳定类型不匹配，但也发现，损伤机制往往与查体所见的不稳定类型不匹配，尽管 Lachman 试验或轴移试验呈阳性，但外翻应力试验却完全是阴性。

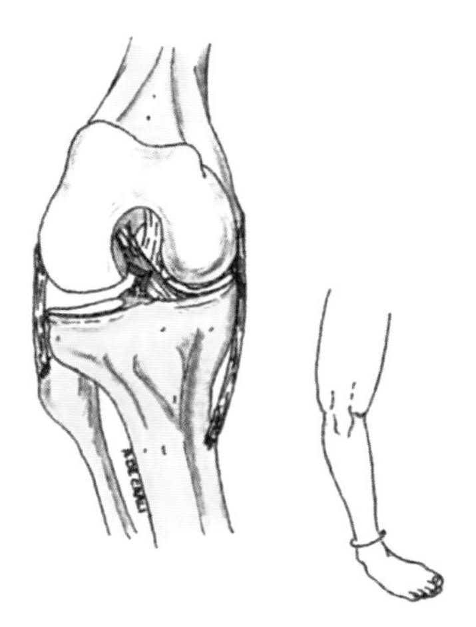

图 7.6　内翻伴内旋

多年以来，这种创伤机制（外翻伴外旋）与韧带损伤实际发生位置之间的不匹配一直是一个悬而未决的问题，即膝关节外翻伴外旋理论上应是内侧结构损伤，实际中经过确认却是 ACL 和前外侧韧带（ALL）损伤导致相关联的 ALRI，至少就笔者个人评估和临床知识面而言是一个未能得到解决的问题。

即使对参加多个国际联赛的职业足球运动员中很多 ACL 损伤案例所录制的一些视频进行分析，也未能很好地解释清楚这一问题。

最近，得益于与 Antonio Gagliardi 和 Filippo Lorenzo 领导的意大利足协比赛分析部的合作，该部门有权限访问一个包含了主要欧洲国家联赛的足球比赛的最大数据库，我们在这项合作中对 128 名 ACL 损伤的欧洲足球运动员进行了详细的视频分析，其结果值得报道 [2]。本研究旨在调查 ACL 损伤的所有发生场景，包括高竞技水平足球运动员在正式比赛中 ACL 撕裂的损伤机制。该研究的主要发现在于，大多数 ACL 撕裂（72%）发生在比赛的上半场（第一个 45 min），其峰值（52%）位于比赛的第一个 30 min。这些数据，不仅仅缩小了疲劳因素在 ACL 撕裂中的权重，而且还放大了比赛速度对于 ACL 撕裂的重要性，而通常情况下都是在比赛的开始阶段速度会更快。另一个有趣的发现是直接暴力导致 ACL 损伤的数量较低（28%）。不仅如此，ACL 损伤球员中 52% 是在防守阶段受伤，38% 发生于试图回抢球权时，59% 发生在高速移动时。另外一个有趣的发现是，47% 的 ACL 损伤球员在受伤时重心在后方，其中 36% 的病例发生在减速阶段（图 7.7）。

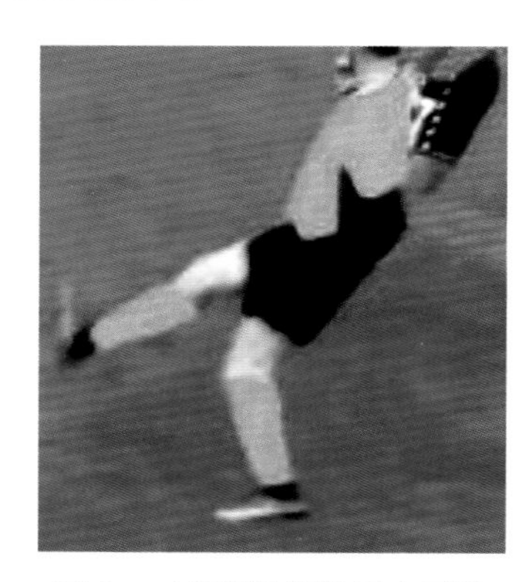

图 7.7 减速时伴随重心后移

尽管守门员 ACL 损伤的风险更低，后卫、中场和前锋球员的 ACL 损伤发生率没有统计学差异。基于本研究的结果，通过分析所有的录像资料数据，我们推测大多数的 ACL 损伤都与减速运动、跳跃着地和突然转向有关，而这些动作都要求下肢肌肉，特别是股四头肌，进行快速、强壮和协调良好的离心收缩。当一名运动员在执行身体和膝关节平衡所需要的调整时失去神经肌肉控制，足以使关节遭受致伤应力的移动以不可逆转的发生，继而导致 ACL 损伤断裂。通过对损伤机制的深入分析，似乎在大多数病例（＞62%），ACL 撕裂是膝关节强力外翻伴外旋移动的结果。因此，在主观认为的前内侧旋转不稳定的损伤机制，与客观实际中通过手术中发现与临床发现存在更高发病率的却是前外侧旋转不稳定，此二者之间的不匹配仍然持续地存在着。

最近对这一明显存在的矛盾现象，来自奥斯陆的挪威运动医学奥林匹克中心的研究团队发表的一系列研究工作为我们提供了一个令人信服的解释。

这些作者开发了先进的软件[7]用于对膝关节损伤进行视频分析，借助于高分辨率摄像机的使用，将骨骼在身体表面的投影图像进行叠加（此研究是股骨和胫骨）以实时观察股骨和胫骨之间关节表面的交互运动。

得益于不同的摄像机的帮助，可以对创伤时的动作进行最准确的三维重建，这需要大量的时间和一些特殊的能力和经验，但是获得的结果可靠性很高。

这项新技术最初应用于室内运动（手球）的运动员，这些运动员的动作调查起来更加容易，因为摄像机与运动员之间的距离更短并且更加可重复。通过分析在手球比赛过程发生 ACL 撕裂，并在手术中得以证实的 10 例手球运动员的损伤机制，该软件提供了一系列序贯性的图像使得我们能够精确地逐帧定格 ACL 撕裂发生时的膝关节图像[6]。

ACL 断裂时刻发生于大约 40 毫秒内，此时膝关节实际上处于外翻伴轻微屈曲的姿势，而胫骨系处于内旋状态。只有在之后的几毫秒以后，胫骨才转而“向反方向旋转”变为外旋状态（表 7.1）。

更为复杂的是对户外运动（比如足球运动）造成的创伤进行视频分析研究。同样的技术还成功地用于调查一次广为人知的、全球直播时发生的膝关节损伤事件，这一事件发生于英格兰国家队最杰出的足球运动员之一的身上，他的 ACL 在对阵瑞典队的一场正式比赛中发生了撕裂。对于该例 ACL 损伤的分析是在现场直播时进行的，图像回放和慢动作图像都显示为典型的外翻伴外旋扭伤（可能导致 ACL 和 MCL 同时损伤），同一研究组就此主题后来发表了一篇个案报告[5]。事实上，使用专用软件回放图像分析损伤时的情况，在最初的 30 毫秒内（图 7.8）膝关节处于强力的外翻伴轻度屈曲体位，膝关节在初始接触地面时（即受伤前足接触地面的第一帧图像）发生了 11° 的外旋（图 7.8a）；然后，胫骨在

表 7.1 10 例膝关节旋转角度（° ）患者的时间序列

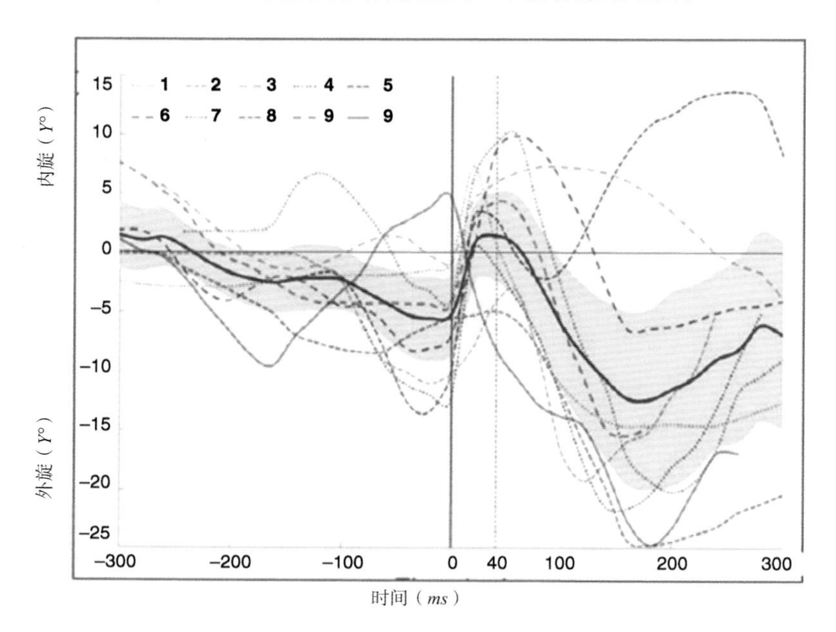

粗黑线表示置信区间为 95% 的平均值（如灰色区域所示）。时间 0 是初始条件，黑色垂直线表示初始条件之后 40 毫秒的时间。Ext. rotation：外旋；Int. rotation：内旋（Koga H，AJSM 2010）[6]

初始的 30 毫秒内快速内旋 21° （图 7.8b）；此后不久，胫骨反向旋转（图 7.8c）并且膝关节最终在外翻伴外旋位发生受伤（图 7.8d）。

因此，一旦 ACL 受伤，前外侧间室的胫骨内旋的二级稳定结构可能被牵拉并最终导致损伤断裂，常常会加重 ALRI[14,15]。只有在最严重的损伤，作为最终外翻伴外旋损伤断离的结果，内侧间室才会被累及，并导致所谓的“膝关节恐怖三联损伤”[16]。

患者很可能并没有意识到这种复杂，并且非常快速的损伤机制，他们通常只记得一次突然发生的异常运动使得膝关节受到外翻应力，导致膝关节出现打软腿和不稳定。

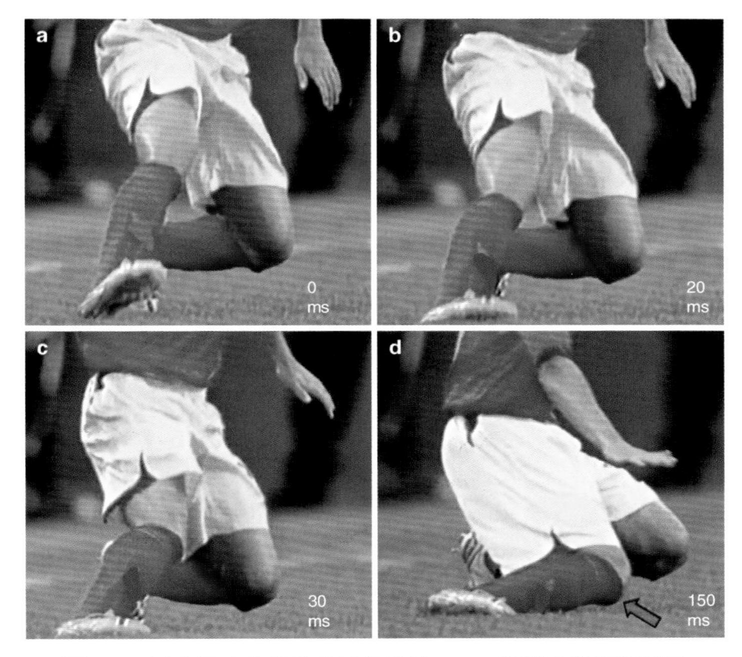

图 7.8　足球运动员膝关节受伤导致 ACL 撕裂时的视频画面

（a）在初始接触（IC）时，膝关节屈曲 35°，外旋 11°，内翻角度为 0；（b）在 IC 之后 20 毫秒，膝关节伸展到最大程度，同时出现胫骨前移；（c）在最初的 30 毫秒内，膝关节突然内旋 21°；（d）30 毫秒后，膝关节内翻角度增加了 21°，然后开始外旋

放射科医生也间接研究了损伤机制，通过分析急性 ACL 撕裂的磁共振成像（magnetic resonance imaging，MRI）发现的骨挫伤的位置，用来尝试发现可能导致 ACL 撕裂的运动。事实上，如某些作者所报道 [17-19]，骨挫伤的位置可能发生在胫骨平台后外侧、股骨外髁前外侧或二者兼具（图 7.9a、b、c），据此得出以下结论：实际上发生了强力的胫骨内旋，导致胫骨平台后外侧与股骨外髁前外侧发生了撞击。

按照这样的方式，股骨外髁前外侧与胫骨平台后外侧很可能会发生剧烈的碰撞，并且可能导致一种“隐匿性骨折”（骨挫伤）。

综合上述，ACL 损伤主要是由于外翻伴内旋的被动运动所导致，这是一种非常不自然的创伤机制。患者通常无法真实描述受伤机制，因为他们经常是只记得遭遇了外翻应力导致膝关节的扭伤。

挪威学者提供的细致的视频分析以及骨挫伤的 MRI 研究清晰地提示了一个非常精彩而出色的、并且回顾分析起来也是非常显而易见的观点：ACL 损伤主要是致伤外力被动导致的轴移样损伤（膝关节轻度屈曲位的外翻伴内旋）所导致，这一损伤机制很容易通过旋转松弛试验被诱发复制[16]，并且经常被患者认同为很熟悉的疼的过程。

（周敬滨　张霄瀚　译）

参考文献

[1] Bere T, Mok KM, Koga H, Krosshaug T, Nordsletten L, Bahr R. Kinematics of anterior cruci- ate ligament ruptures in World Cup alpine skiing: 2 case reports of the slip-catch mechanism. Am J Sports Med. 2013;41(5):1067-73.

[2] De Carli A, Koverech G, Gaj E, Marzilli F, Fantoni F, Liberati Petrucci G, Lorenzon F, Ferretti A. Anterior cruciate ligament injury in elite football players: video analysis of 128 cases. J Sports Med Phys Fitness. 2022;62(2):222-8. https://doi.org/10.23736/S0022-4707.21.11230-7. Epub 2021 Jun 1. PMID: 34080810.

[3] Grassi A, Smiley SP, Roberti di Sarsina T, Signorelli C, Marcheggiani Muccioli GM, Bondi A, et al. Mechanisms and situations of anterior cruciate ligament injuries in profes- sional male soccer players: a YouTube-based video analysis. Eur J Orthop Surg Traumatol. 2017;27(7):967-81.

[4] Johnston JT, Mandelbaum BR, Schub D, Rodeo SA, Matava MJ, Silvers-Granelli HJ, et al. Video analysis of anterior cruciate ligament tears in professional american football athletes. Am J Sports Med. 2018;46(4):862-8.

[5] Koga H, Bahr R, Myklebust G, Engebretsen L, Grund T, Krosshaug T. Estimating anterior tibial translation from model-based image-matching of a noncontact anterior cruciate ligament injury in professional football: a case report. Clin J Sport Med. 2011;21(3):271-4.

[6] Koga H, Nakamae A, Shima Y, Iwasa J, Myklebust G, Engebretsen L, et al. Mechanisms for noncontact anterior cruciate ligament injuries: knee joint kinematics in 10 injury situations from female team handball and basketball. Am J Sports Med. 2010;38(11):2218-25.

[7] Krosshang T, Slauterbeck JR, Engebretsen L, Bahr R. Biomechanical analysis of anterior cruciate ligament injury mechanisms: three-dimensional motion reconstruction from video sequences. Scand J Med Sci Sports. 2007;17(5):508-19.
[8] Montgomery C, Blackburn J, Withers D, Tierney G, Moran C, Simms C. Mechanisms of ACL injury in professional rugby union: a systematic video analysis of 36 cases. Br J Sports Med. 2018;52(15):994-1001.
[9] Olsen OE, Myklebust G, Engebretsen L, Bahr R. Injury mechanisms for anterior cruci- ate ligament injuries in team handball: a systematic video analysis. Am J Sports Med. 2004;32(4):1002-12.
[10] Stuelcken MC, Mellifont DB, Gorman AD, Sayers MG. Mechanisms of anterior cruci- ate ligament injuries in elite women's netball: a systematic videoanalysis. J Sports Sci. 2016;34(16):1516-22.
[11] Teitz CC. Video analysis of ACL injuries. In: Griffin LY, editor. Prevention of noncontact ACL injuries. Rosemont: American Academy of Orthopaedic Surgeons; 2001. p. 87-92.
[12] Waldén M, Krosshaug T, Bjørneboe J, Andersen TE, Faul O, Hägglund M. Three distinct mecha- nisms predominate in non-contact anterior cruciate ligament injuries in male professional foot- ball players: a systematic video analysis of 39 cases. Br J Sports Med. 2015;49(22):1452-60.
[13] Shelbourne KD, Nitz PA. The O'Donoghue triad revisited. Combined knee injuries involv- ing anterior cruciate and medial collateral ligament tears. Am J Sports Med Sep-Oct. 1991;19(5):474-7.
[14] Sonnery-Cottet B, Lutz C, Daggett M, Dalmay F, Freychet B, Niglis L, ImbertP. The involve- ment of the anterolateral ligament in rotational control of the knee. Am J Sports Med. 2016;44(5):1209-14.
[15] Ferretti A, Monaco E, Fabbri M, Maestri B, De Carli A. Prevalence and classification of injuries of anterolateral complex in acute anterior cruciate ligament tears. Arthroscopy. 2017;33(1):147-54.
[16] Ferretti A, Monaco E, Ponzo A, Dagget M, Guzzini M, Mazza D, et al. The unhappy triad of the knee re-revisited. Int Orthop. 2019;43(1):223-8.
[17] Ferretti A, Monaco E, Redler A, Argento G, De Carli A, Saithna A, et al. High prevalence of anterolateral ligament abnormalities on MRI in knees with acute anterior cruciate liga- ment injuries: a case-control series from the SANTI Study Group. Orthop J Sports Med. 2019;7(6):2325967119852916.
[18] Kim SY, Spritzer CE, Utturkar GM, Toth AP, Garrett WE, DeFrate LE. Knee kinematics dur- ing noncontact anterior cruciate ligament injury as determined from bone Bruise location. Am J Sports Med. 2015;43(10):2515-21.

[19] Patel SA, Hageman J, Quatman CE, Wordeman SC, Hewett TE. Prevalence and location of bone bruises associated with anterior cruciate ligament injury and implications for mechanism of injury: a systematic review. Sports Med. 2014;44(2):281-93.

第 8 章　膝关节 ACL 损伤的诊断

◆ Andrea Ferretti, Barbara Maestri, Ferdinando Iannotti　著

临床上有关 ACL 损伤的诊断主要依靠症状、病史及体格检查。在进行韧带松弛性检查过程中，医生的经验可以显著地提高诊断的准确率。

损伤机制应该是医生首个需要了解的因素，ACL 撕裂通常发生在跑步时的减速阶段，以及跳起落地时身体失去平衡突然的切步变向或者旋转运动所导致。极度的膝关节过伸（图 8.1）以及在患者从深蹲位恢复到站立位或者阻止身体向后摔倒时产生股四头肌的强力收缩（前后位移机制），这些都有案例报道可导致 ACL 撕裂。另外一种可能的损伤机制是滑雪者 ACL 损伤时[1]，在跃起后以一种虽未摔倒但多少有些向后的体位落地的过程中，由滑雪靴引发的胫骨向前旋转加速的中心性作用。这种加速力引起了股四头肌的代偿性收缩，随后是股骨相对于胫骨发生前后方向的移位，导致了 ACL 损伤（见第 7 章）。

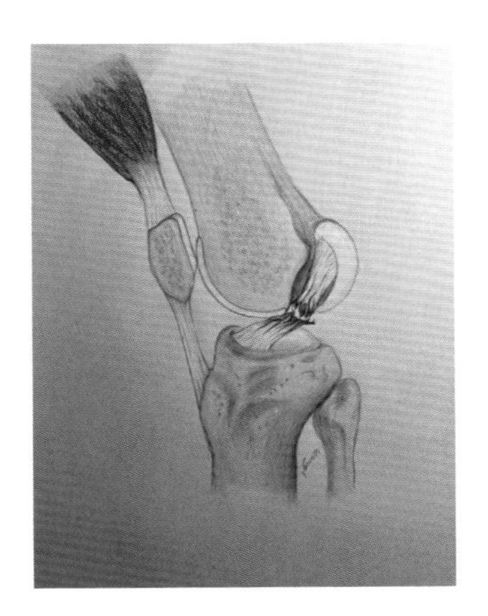

图 8.1　膝关节极度过伸导致的 ACL 撕裂

但涉及的损伤过程没有旋转因素时，可能发生的是单纯性 ACL 撕裂，因为此时二级稳定结构通常很少受到破坏。

在 ACL 撕裂的过程中，病人经常提到膝关节移动或发生非自然移动的感觉。作为运动中的另外一种情况则是，当运动员尝试重新开始进行切停变向动作时，可能在几分钟后产生膝关节打软腿的感觉。ACL 撕裂的病例通常在几分钟或几小时内发生关节内血肿。当创伤两天或者更多天以后出现的水肿可能与关节积水有关，并说明损伤不太严重。

Lachman 试验是诊断 ACL 损伤最重要的检查项目。事实上，通过比较手术中发现与前向和内侧不稳定的临床检查之间的相关性，人们认识到 Lachman 试验是一种简单、可靠和可重复的用于前交叉韧带损伤的检查方法 [2]。尽管有报道称其准确率高达 100%，但比较可信的研究报道其敏感性为 87%，特异性为 93%[3]。除了极高的准确性，Lachman 试验几乎可在伤后即刻的任何情况下实施检查操作，即使是膝关节肿胀和疼痛也是如此。

在 Lachman 试验中，患者取仰卧位将患侧膝关节屈曲 25° ~ 35° 。小腿轻度外旋以放松髂胫束。然后，检查者用一只手固定股骨远端另一只手抓住胫骨近端。保持股骨稳定，对胫骨施加向前的应力使其向前半脱位（图 8.2、图 8.3）。

ACL 离断的情况下可引起胫骨前移，与健侧膝关节对比前移更加明显。由 ACL 撕裂引起的膝关节前后向松弛量（antero-posterior，AP）分为三个等级。Ⅰ级提示稳定性轻度受损，胫骨前移不超过 5 mm。Ⅱ级提示中度不稳定，胫骨前移 6 ~ 10mm。Ⅲ级提示重度损伤，胫骨前移大于 10mm[4]。关节测量仪已经被应用以更准确地测量胫骨前移，最常用的是 KT 1000 和 KT 2000 以及 Rolimeter。只有在少数病例用 Lachman 试验难以评估 ACL 损伤，往往是因大腿粗壮（股四头肌发达），膝关节过度收缩伸直受限导致，或既往有膝关节损伤，或者以往接受过同侧或对侧的韧带重建手术。

Lachman 试验的局限性在于它只能评估胫骨的前移。

更准确和动态的检查，比如轴移试验和弹跳试验（jerk test）用于特异性地评估旋转松弛度，可以得出 ACL 损伤导致的膝关节总体不稳定的更全面的信息。实际上，这些检查重现了导致大多数 ACL 损伤的创伤机制。目前，临床对于轴移试验的定性和定量分级（+ 滑动，++ 弹响弹跳感，+++ 半脱位）存在广泛的共识。但动态试验对急性损伤病例不可靠，因为急性膝关节损伤数小时后出现肿胀、疼痛和肌肉收缩，这时实施 Lachman 试验并做出评估都会非常困难。因此，特别是急性损伤及存在问题的病例，评估旋转不稳定的真实程度只有在手术室内、当患者处于麻醉状态、膝关节完全放松才能做出，并且可以重复检查。

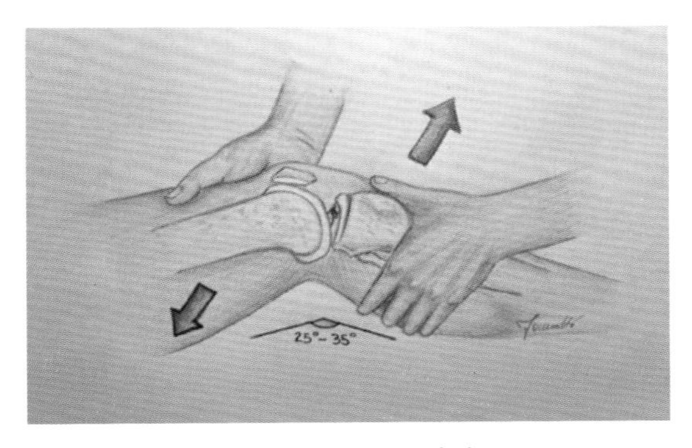

图 8.2　Lachman 试验 1

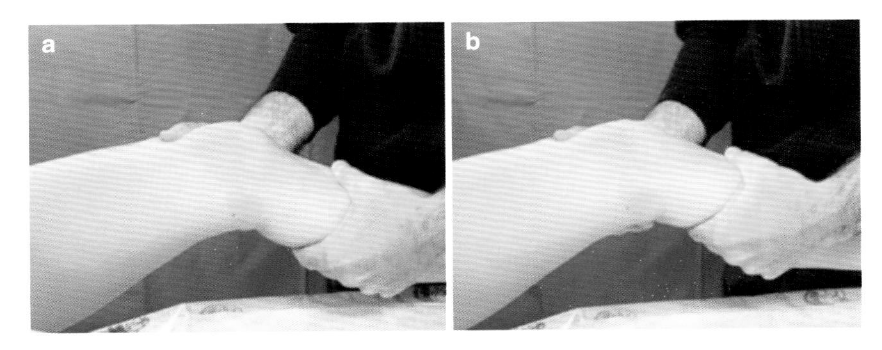

图 8.3　Lachman 试验 2

（a）检查者一只手稳定股骨远端，另一只手抓住胫骨近端；（b）向前牵拉胫骨，使其向前半脱位

虽然大多数 ACL 撕裂病例可以通过临床评估做出真实可靠的诊断并据此制订合适的治疗方案，但在临床实践中，需要系列的影像技术用来支持医生做出最终的评估和诊断。

标准 X 线检查通常在急诊科进行，结果通常是阴性的，无法证实存在韧带损伤。只有儿童和青少年病例中罕见的 ACL 近端股骨止点的骨性撕脱以及胫骨止点的髁间嵴撕脱骨折才会通过标准的 X 线检查发现（图 8.4）。不仅如此，代表前外侧韧带（anterolateral ligament，ALL）的胫骨止点撕脱的 Segond 骨折，才是 ACL 撕裂和前外侧旋转不稳定（anterolateral rotatory instability，ALRI）间接的可靠影像学证据。

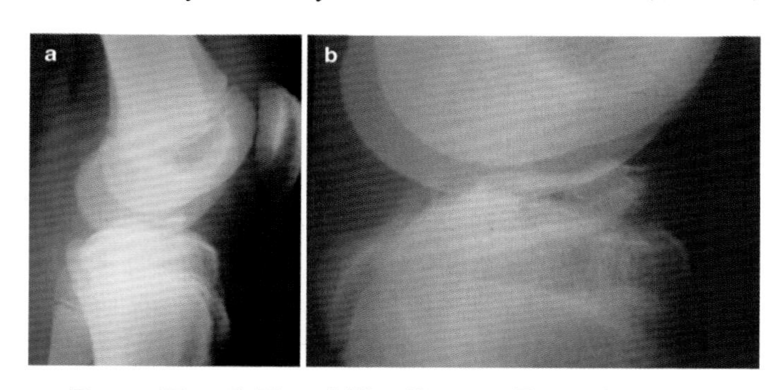

图 8.4 图 (a) 和图 (b) 侧位 x 线显示胫骨髁间嵴撕脱骨折

CT 扫描检查可以明确骨折的情况（图 8.5）或当怀疑存在隐匿性骨折时非常有用，但在检测软组织损伤，如 ACL 和 ALL 撕裂时其准确性要低很多。

只有磁共振（magnetic resonance imaging，MRI）能够提供 ACL 撕裂等软组织损伤有关联的全面而充满细节的图像。尽管 MRI 被认为是 ACL 撕裂诊断的金标准，我们仍然强烈支持采取合理的方式进行膝关节稳定评估，制订治疗计划时优先根据临床评估发现作出决策。这一点在急性损伤的病例中更为重要，此时 MRI 的检查结果有欠准确，而急性损伤情况下及时迅速做出决策对于治疗结果而言是至关重要的。尽管存在其局限性，MRI 仍然是医生们检查膝关节软组织损伤和 ACL 撕裂最常用的方法。尽管 ACL 损伤相关的影像学表现写进教科书，并且很容易被影像科医生和骨科医生识别（图 8.6），但他们对二级稳定结构和前外侧结构的影像仍然知之甚少。

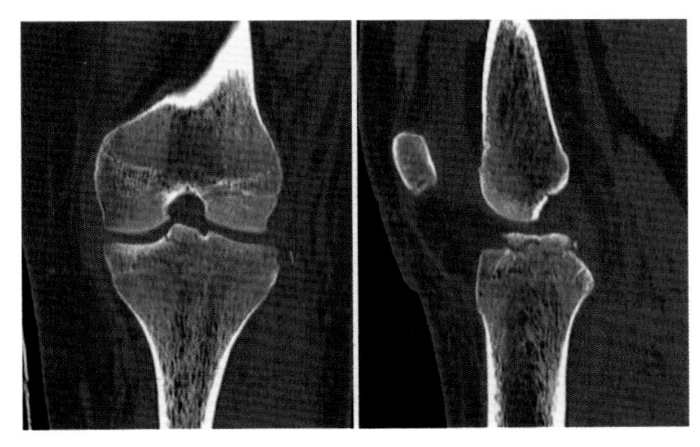

图 8.5　CT 扫描显示胫骨脊骨折和 Segond 骨折

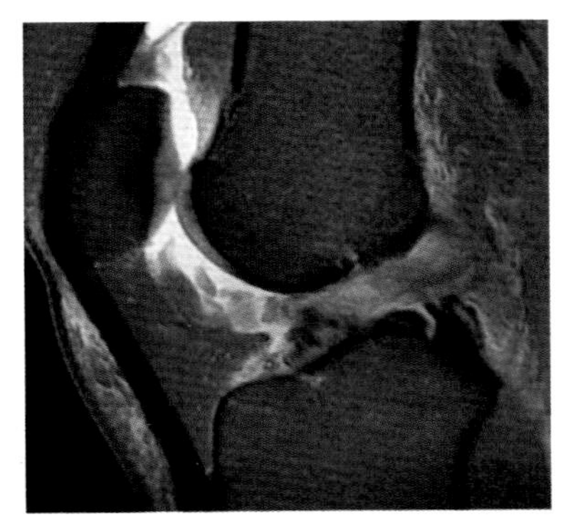

图 8.6　前交叉韧带撕裂的矢状面 T1 影像学检查

超声检查（US）可能是首个并且是最常用来检查二级稳定结构和 ALL 的方法。骨科医生比影像科医生更熟练使用超声来检查发现前外侧复合体正常与否。因为患者接受超声检查的同时，可以由医生本人（不必依赖其他人）直接地了解病人的伤情。事实上，超声检查可以充分地观察前外侧韧带，其可靠性和可重复性甚佳。根据笔者的经验 [5]，如果把超声探头放置在正确的位置并且遵循某些简单的原则（积累 80

例健康病例的观察经验），大部分前外侧韧带损伤病例都可以清晰地看到。有研究者使用超声检查膝关节可以识别出前外侧关节囊和韧带分别为 93.8%（150/160）和 92.5%（148/160），超声检查的操作流程为：膝关节屈曲 30° ~ 35° ，找到所有的体表解剖标志点并标记后，即可开始超声检查（图 8.7、图 8.8）。

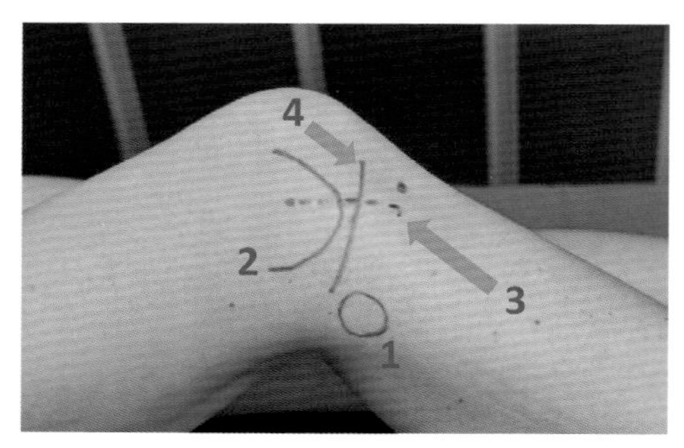

图 **8.7** 膝关节屈曲 **35°** 时外侧结构的解剖标志

1.Gerdy 结节；2. 股骨外上髁；3. 前外侧韧带；4. 关节线

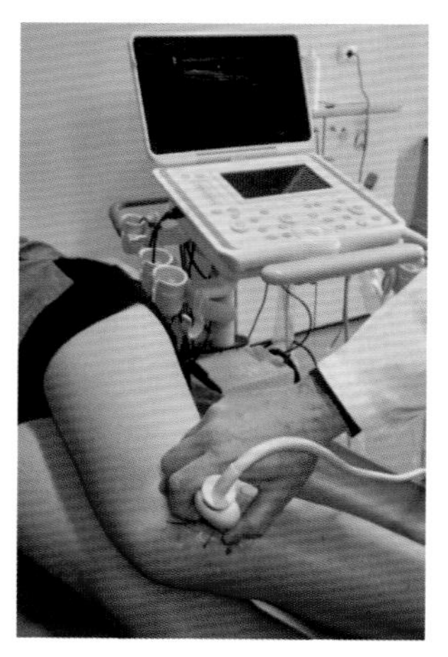

图 **8.8** 观察前外侧侧韧带的最佳体位：患者侧卧位，

膝关节屈曲 **30°** ~ **35°** ，轻微内旋

髂胫束是我们进行超声检查时第一个标志点，ALL 远侧束走行于外侧半月板体部及其胫骨止点之间，一旦将 ALL 与髂胫束区分开来，就

很容易被识别出来。ALL 远侧部分超声下表现为高回声，并且膝外下动脉（lateral inferior geniculate artery，LIGA）可以作为第二个解剖标志。ALL 近侧束在某些病例似乎很难发现，因为近侧束比较菲薄。一旦识别出 ALL，其近端也可以很容易地在腘窝上方被发现。伪影可能会在其近侧束的中间条带区域减弱 ALL 的回声信号（图 8.9、图 8.10）。

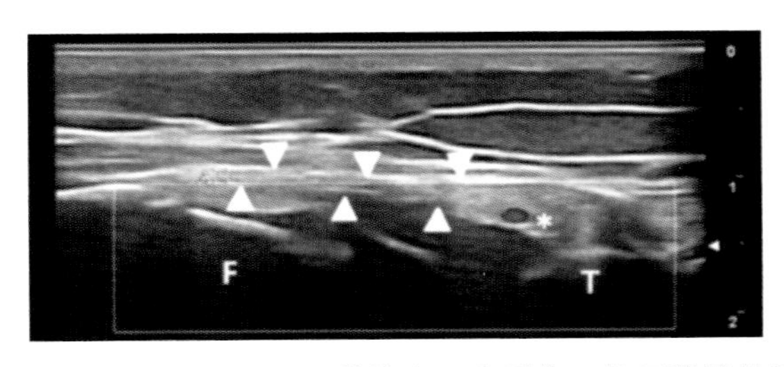

图 8.9　超声图像显示 ALL(箭头) 为薄的高回声影像，位于股骨外侧髁与腘窝和腘肌腱之间。伪影略微降低了 ALL 近端中间束的回声性

图例：F，股骨外侧髁；T，胫骨前外侧缘。星号表示 LIGA，可以作为参考解剖标志

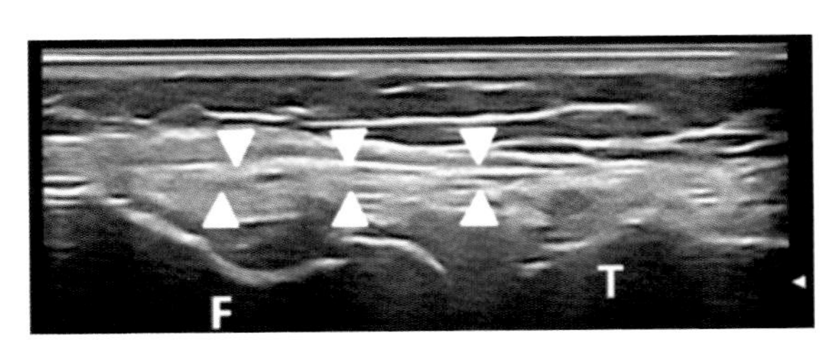

图 8.10　超声检测靠近胫骨止点的完全性 ALL 撕裂 (3 型 ALL 损伤)

图例：F，股骨外侧髁；T，胫骨前外侧缘

Klos 等人[6] 采用超声评估 Segond 骨折具体损伤情况。Klos 研究发现，与之前采用 MRI 或 X 线检查诊断骨折相比，超声检查对 Segond 骨折的检出率更高。在他的研究中，87 例急性 ACL 损伤患者中有 25 例（29%）经超声探查到 Segond 骨折或韧带撕脱。用超声检查 Segond 样损伤的检

出率是比其他作者[7-10]报道的 MRI 检查 3% ~ 6% 的检出率高 4 倍，并且比 Hess 等[11]报道的 X 线影像检查 9% 的检出率高 3 倍。临床上应该将动态超声检查作为急性膝关节损伤诊断的一项备选影像学检查。

Cavaignac 等人[12]提出了一项超声探查方法，先找到膝外下动脉并借此定位 ALL 胫骨止点。然后超声探查膝关节内旋过程中 ALL 是否紧张做出最终的判断，由此发现 ALL 是否存在急性损伤或者慢性损伤导致的韧带结构的缺失。

Shekari 等的最近一项研究中，超声发现 198 例 ACL 撕裂患者中 110 例（55.6%）伴有 ALL 损伤[13]。

尽管如此，临床上对疑似 ACL 损伤的膝关节扭伤患者通常不使用超声检查，并且其可靠性与检查者的技术能力高度相关。

因此，MRI 是膝关节 ACL 断裂及合并二级稳定结构损伤的影像学诊断金标准，MRI 在此方面的重要作用被临床医生所强调。影像科医生的兴趣最近则转向探索前外侧复合体（anterolateral complex，ALC）的 MRI 表现。

为了更好地理解正常和受伤膝关节 ALC 的 MRI 特征性表现，我们介绍几项相关研究。

第一项研究[14]的目的旨在描述一组既往无膝关节损伤史的年轻病例，其膝关节 ALL 的解剖结构在 1.5 特斯拉（T）的 MRI 成像特征。该研究的假设设定为 ALL 是前外侧关节囊诸结构中的一个明显存在的结构，通过 1.5 mm 层厚的 MRI 可以很容易地被发现。

研究者对 30 例病例进行了检查，其中 4 人因既往存在膝关节损伤被排除。针对 26 例符合纳入标准的病例进行了研究。有 1 例病例 ALL 在 MRI 图像中没有显示；在其他可以看到 ALL 的膝关节中，ALL 韧带起于外上髁的前侧和远侧并止于胫骨近端关节线下约 5mm 处，恰好位于 Gerdy 结节的稍后侧（图 8.11）。ALL 的平均长度为 33 ± 1.2 mm，平均宽度为 5.5 ± 0.3 mm，并且平均厚度为 2 mm。

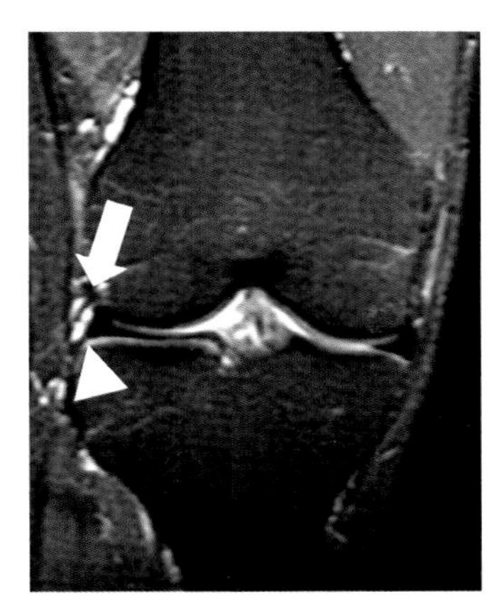

图 **8.11**　正常膝关节的 **ALL** 在 **1.5T** 磁共振 **T2** 像的表现

箭头表示 ALL，三角表示 LIGA

根据这项研究，膝关节前外侧韧带有时很难被发现，因为诸如前外侧关节囊、外侧副韧带（lateral collateral ligament，LCL）、腘肌腱和髂胫束（iliotibial band，ITB）这些邻近结构会引起该区域的部分容积效应，妨碍了 ALL 呈现特征性的成像。尽管如此，细致的 MRI 评估能够在 96%（25/26）的患者中寻找到 ALL。

随后的一项研究评估了急性 ACL 损伤患者双膝的 MRI 图像，比较了健侧和新发患侧的解剖结构[15]。总计有 36 名患者纳入了这项研究。2 例患者（5.5%）在健侧膝关节无法看到 ALL 的图像，所以将其从总体的统计学分析中剔除。因而有 34 例患者构成了最终的研究人群。总体而言，有 30 例（88.2%）病例的 ACL 患侧膝关节中至少有一项 ALL 异常的表现。有 27 例（79.4%）病例 ALL 呈现高信号。在 22 例（64.7%）膝关节中，ALL 纤维的厚度存在差异，其中 15 例（44.1%）厚度增加、7 例（20.6%）厚度逐渐变薄。在 21 例（61.7%）患侧膝关节中注意到有 ALL 纤维走行存在异常。本组病例没有发现 ALL 完全横断或骨性撕脱。在 21 例（61.7%）患侧膝关节中观察到膝部血管不对称（图 8.12、图 8.13、表 8.1）。

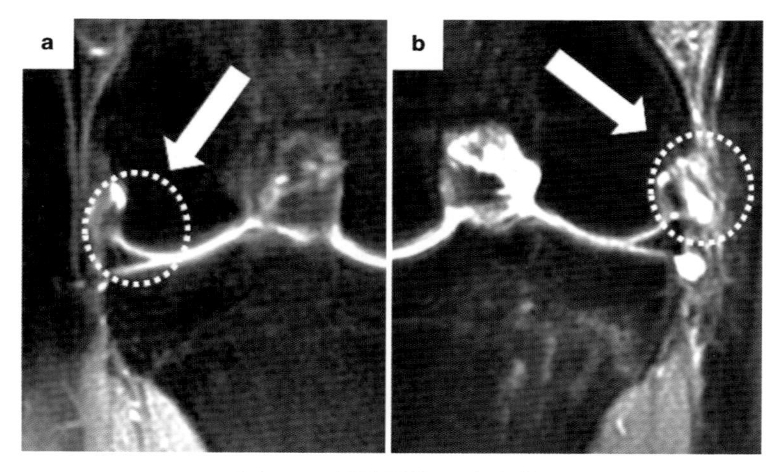

图 8.12　冠状面的 T2 加权像

（a）正常的右膝和（b）损伤的左膝。箭头和虚线圈表示 ALL。左膝 MRI（b）显示 ALL 略增厚，与对侧相比信号增高

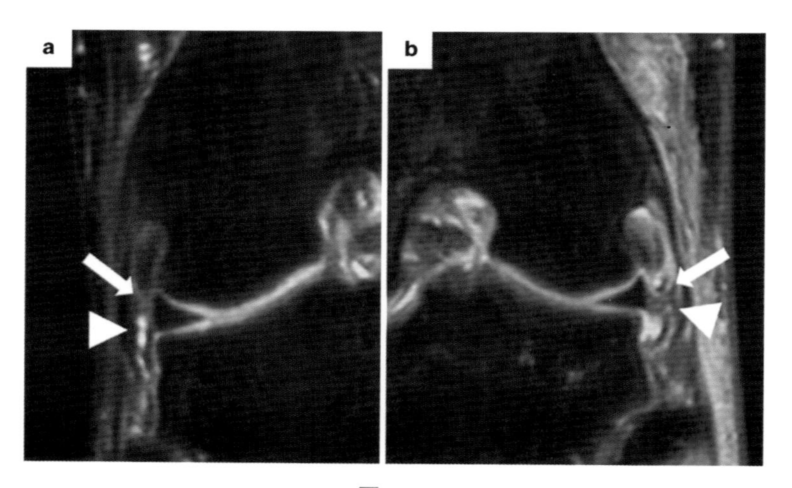

图 8.13

（a）未损伤的右膝和（b）损伤的左膝 T2 加权像图像。箭头指向 ALL，三角表示膝下外侧血管。与右膝正常韧带相比，左膝 MRI 显示 ALL 厚度变化和信号增强。近端纤维也不规则。注意，膝下外侧血管不对称，在未损伤侧表现得更好（a）

表 8.1　在膝关节前交叉韧带急性损伤中，前外侧韧带异常及相关病变的发生率

异常状况	*N*（%）
任何异常	30（88.2%）
信号改变	27（79.4%）
厚度改变	22（64.7%）
纤维走行	21（61.7%）
膝血管不对称	21（61.7%）
髂胫束撕裂	12（35.3%）

综上所述，急性 ACL 撕裂可观察到的最显著的 MRI 改变包括 ALL 信号和厚度的改变，ALL 信号的增高以及膝部血管的消失。这些研究结果表明，临床医生在评估急性膝关节损伤的 MRI 时应该以高度怀疑有无 ALL 损伤，因为大多数此类病例（约 90%）都能发现 ALL 损伤的这些特征性变化[15]。

其他研究报道了 ACL 撕裂合并 ALL 损伤的发生率较低。Van Dyck 等人对一组初次 ACL 损伤病例在 8 周内进行检查，发现 46% 的患者发生 ALL 撕裂[16]。

Won Lee 等在一项研究中记录到 275 例患者 ACL 损伤后五天内接受 MRI 检查有 64% 存在 ALL 撕裂[17]。

在进一步的研究中，笔者将 MRI 资料与手术中发现进行对比，以验证 MRI 是否能够真实地识别出前外侧复合体韧带损伤的类型、部位和严重程度。

该研究[18]基于 26 例急性前外侧不稳定的患者。手术前，对患者进行 MRI 检查，然后在创伤后 10 天内进行手术。MRI 扫描由三名医师进行盲评评估。判定韧带纤维为异常的标准在于：韧带纤维呈现不规则轮廓、波浪样改变或存在多个不连续区域。关节囊病损则定义为 T2 加权像表现为增厚和增强的信号并且伴有关节周围积液。结果表明 26 例患者中 4 例（15.4%）ALL/ 前外侧关节囊正常，22 例（84.6%）异常。在 22 例患者中有 15 例（68.2%）的 ALL 和关节囊被判定为完全撕裂，7 例（31.8%）

为不完全撕裂。

手术过程中，探查了膝关节外侧间室，该区域可能出现的损伤都根据 Ferretti 等的分类[19]进行了准确描述，记录并最终都进行了纠偏。在 26 例患者中有 25 例（96.2%）发现有 ALL 和关节囊的异常。这 25 例患者中 10 例（40.0%）为 ALL 和关节囊的完全撕裂，15 例（60.0%）为不完全撕裂。关于关节囊撕裂的部位，25 例患者中有 11 例（44.0%）的撕裂部位局限于前部，而 14 例（56.0%）的撕裂部位延伸至后部。

在所有病例中，阔筋膜的外观整体呈现完整的结构，没有或只有很小的改变，提示只是轻度的牵拉伤和 / 或出血。然而，同样在这些病例，手术中一旦打开浅筋膜就会在阔筋膜浅层发现有过度渗出；仔细阅读 MRI 片也可以发现薄薄一层的渗液，这提示关节囊存在破损并且可能存在阔筋膜通透性的增加（图 8.14c）。

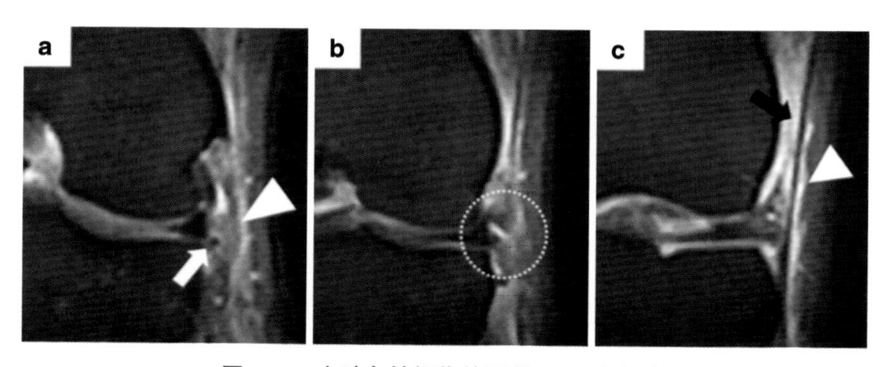

图 8.14　左膝急性损伤的冠状面 T2 加权像

（a）三角表示 ALL，箭头指向膝下外侧血管；（b）虚线圈表示 ALL 和关节囊的撕裂，它们被皮下的薄层液体包绕；（c））黑色箭头表示 ITB，信号正常，厚度正常；白色三角表示皮下组织和阔筋膜之间存在液体

MRI 对急性膝关节 ACL 损伤患者中前外侧结构损伤参数的敏感性、特异性、阳性预测值、阴性预测值、准确性见表 8.2，以手术探查为金标准。手术探查结果与 MRI 发现的相关性进行 *K* 检验结果见表 8.3，其一致性强度依据 Altman 分类。

表 8.2　急性 ACL 损伤膝关节前外侧结构损伤参数的 MRI 相关性（以手术探查所见为金标准）

	敏感性	特异性	阳性预测值（PPV）	阴性预测值（NPV）	准确性
ITB 异常	62.5（24.49 ~ 91.48）	40.0（12.16 ~ 73.76）	45.5（28.49 ~ 63.54）	57.1（29.2 ~ 81.17）	50.0（26.02 ~ 73.98）
ALL/ 关节囊异常	88.0（68.8 ~ 97.4）	100.0（2.5 ~ 100.0）	100.0（NA）	25.0（10.34 ~ 49.07）	88.5（69.85 ~ 97.55）
ALL/ 关节囊完全 / 部分撕裂	78.6（49.2 ~ 95.34）	41.7（15.17 ~ 72.33）	61.1（47.53 ~ 73.16）	62.5（33.29 ~ 84.77）	61.5（40.57 ~ 79.77）
ALL/ 关节囊前后撕裂	75.0（34.91 ~ 98.61）	64.3（35.14 ~ 87.24）	54.6（34.83 ~ 72.93）	81.8（56.02 ~ 94.08）	68.2（45.13 ~ 86.14）

数据均为百分比（95% *CI*）. 缩写：ACL anterior cruciate ligament 前交叉韧带，ALL anterolateral ligament 前外侧韧带，ITB iliotibial band 髂胫束，MRI magnetic resonance imaging 磁共振，NA not applicable 不可用，NPV negative predictive value 阴性预测值，PPV positive predictive value 阳性预测值

表 8.3　MRI 与手术结果的相关性：Cohen Kappa，Altman 一致性强度分类和总体一致性百分比

	Kappa 值	Altman 分类	一致性百分比
ITB 异常	0.27	Fair	65
ALL/ 关节囊			
• 任何异常	0.47	Moderate	88
• 完全 / 部分撕裂	0.23	Fair	61
• 前方 / 后方延伸撕裂	0.49	Moderate	57

ALL anterolateral ligament 前外侧韧带，ITB iliotibial band 髂胫束，MRI magnetic resonance imaging 磁共振

图 8.15 ~ 图 8.18 比较了 MRI 发现与手术中探查的发现。

总之，根据笔者的经验，使用 MRI 作为术前检测 ACL 改变的工具，

特别是在急性损伤病例，我们可以推定 MRI 在检出前外侧关节囊复合体损伤方面具有很高的敏感性和特异性。因此，外科医师可以自信地根据 MRI 表现探查外侧间室，这样有机会发现 ALL 和关节囊的解剖学结构和手术相关的损伤。

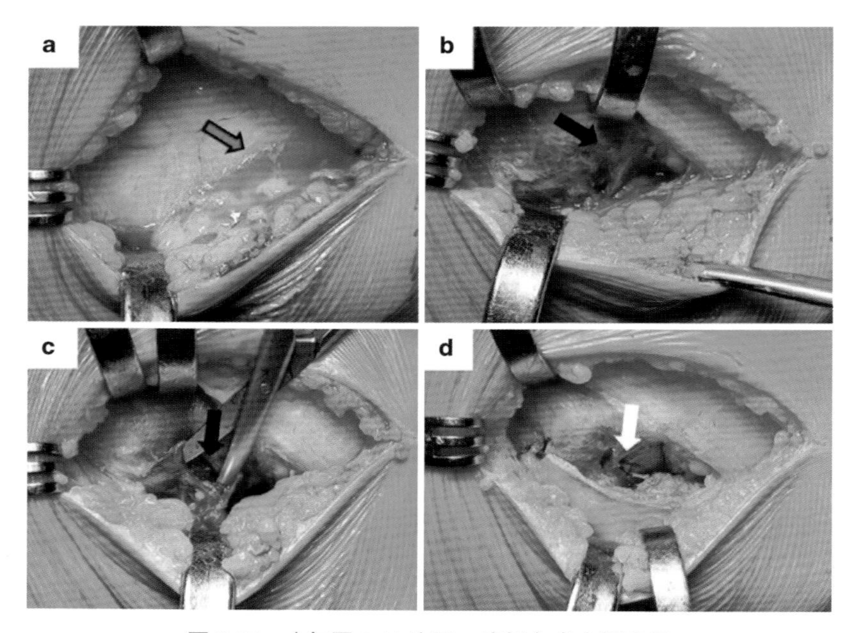

图 8.15　（与图 8.14 为同一病例）术中探查见

（a）阔筋膜上方有血性液体（红箭头）；（b，c）阔筋膜下，前外侧囊膜和韧带完全撕裂（黑色箭头）；（d）白色箭头表示 ALL 和关节囊的修复

然而，迄今为止，即使使用简化的分类（完全损伤 / 不完全损伤），现有的 MRI 扫描似乎仍无法更为准确地检测出损伤的类型和严重程度。

有时，需要花上数日才能进行 MRI 检查，可能导致手术延迟；可能发生创伤后关节僵硬并且软组织可能变得不太适合手术修补，这些可能增加并发症（关节纤维化）的风险。

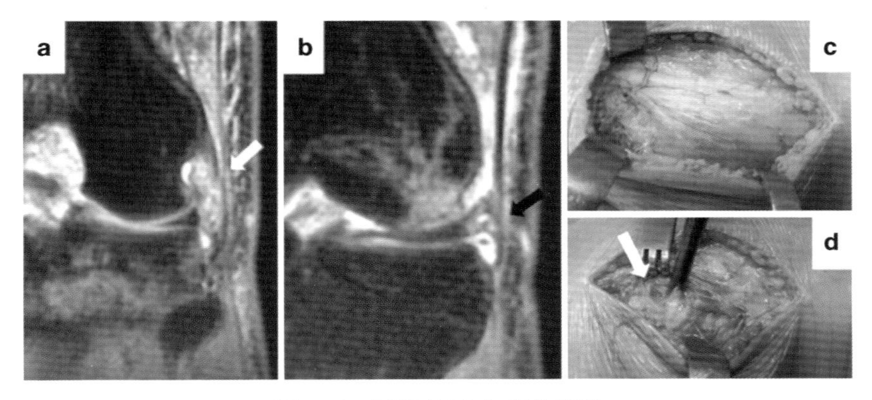

图 8.16 冠状面 T2 加权像表现

(a)ALL 近端厚度增加(白色箭头),伴有明显的局部水肿;(b)ITB 信号减弱(黑色箭头),表现为邻近水肿,无纤维断裂。术中见:(c)阔筋膜出现一定的拉伸损伤和出血,并有不完全的阔筋膜撕裂;(d)前外侧关节囊和韧带完全撕裂(箭头)

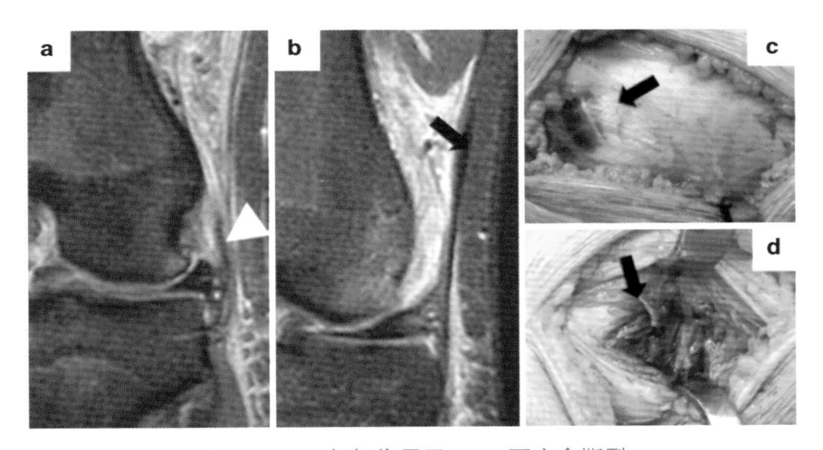

图 8.17 T2 加权像显示 ALL 不完全撕裂

(a)ALL(三角)纤维不均匀,但没有断裂的迹象;(b)ITB(黑色箭头)信号、厚度和韧带连续性正常。术中见:(c)阔筋膜张肌远端的损伤和出血(黑色箭头)和(d)从 ALL 和关节囊延伸到后外侧关节囊的严重损伤和出血(黑色箭头)。在本例中,MRI 低估了前外侧复合体的损伤程度

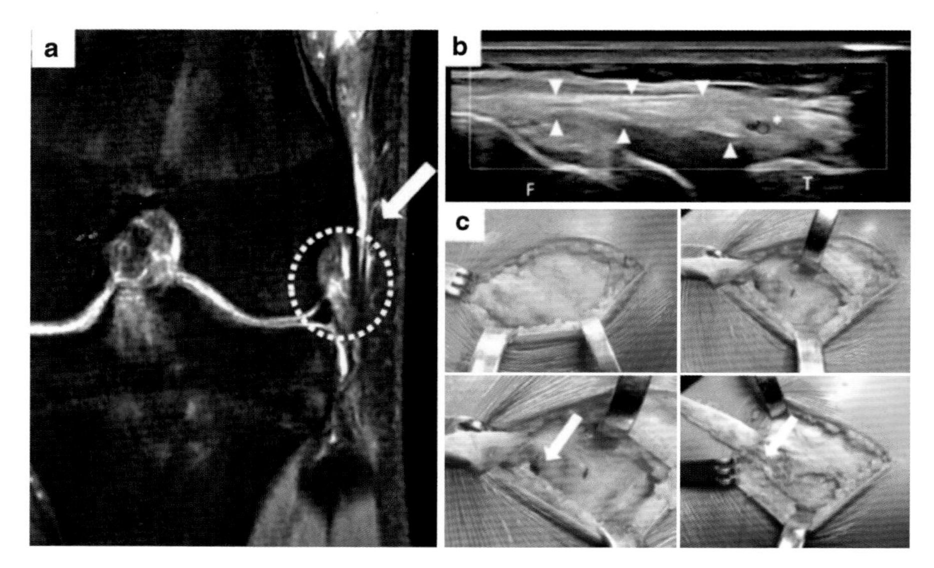

图 8.18

（a）损伤的左膝关节 T2 加权像：虚线圈表示 ALL 信号异常，纤维形态不规则。ITB（箭头）无纤维不连续；（b）超声显示 ALL 远端纤维（箭头）的厚度与膝下外侧血管；（c）手术探查阔筋膜正常，局部水肿，无撕裂，更深部显示拉伸的前外侧关节囊

虽然大多数病例都得到可靠的临床诊断，但 MRI 优势都应该在每一个病例进行细致的评估以免漏诊。

对于慢性病例而言，因为有机会实施彻底的检查，通常可以得到可靠而完整的诊断，可以制订患者需要的治疗（非手术治疗，单纯 ACL 重建，关节内和关节外联合重建）。

由于在慢性不稳定患者术前被广泛使用 MRI，我们已经习惯了仔细观察外侧间室，即使是慢性病例。毫无疑问在慢性病例中，前外侧复合体的病变不太容易发现，甚至可能看上去近乎完美的正常。

损伤后几周的 MRI 检查结果可恢复至正常，这引发了一个问题即 ALL 损伤是否具备潜在的自愈性。这个问题不容易解决。毫无疑问，外侧间室的韧带与人体所有的韧带一样，在一定程度上具有一定的自愈潜力，因为所有韧带胶原愈合的过程都非常相似。但即使 MRI 信号明显正常，经过修复的韧带组织实际张力和强度却是没有可能评估的。因此，如果某些病变韧带经过修复后仍然无法恢复足够的张力和强度，即使 MRI 显示为明显正常的信号也依旧表现关节不稳定。修复或愈合后的韧带功能如何，迄今为止，没有可靠的证据来自实际检测，仅仅基于图像资料。只有生物力学才能提供可靠的证据，即使是间接的，证明韧带的实际功能。

在文献中，目前广为接受的是，ACL 缺失的膝关节其轴移的等级水平与二级稳定结构的损伤有关。如果前外侧复合体损伤获得了功能上可以接受的瘢痕愈合，愈合后出现不影响功能的瘢痕组织，即使在急性 ACL 合并 ALL 损伤数月后，轴移现象的等级程度也应相应降低。然而，在目前的临床实践中，这种情况几乎观察不到；与之呈鲜明对比的是，受伤几个月后经常会发现膝关节旋转不稳定程度的加重而非改善。因此，我们据此推定前外侧复合体结构的自愈力有限。

换言之，轴移试验（+++）的慢性不稳定的证据很少见，间接证明了 ACL 及其二级稳定结构持续处于失效状态。

综上所述，在慢性病例中，依赖 MRI 分析前外侧复合体功能不太可靠，因为 ACL 和其他结构的功能大多可以通过准确客观的体格检查以及通过正确地实施轴移试验分级来做出评价。

更进一步地，MRI 检查发现的结构正常并不能证明其在生物力学和功能方面是否正常。

（张智俊　徐青镭　译）

参考文献

[1] Geyer M, Wirth CJ. A new mechanism of injury of the anterior cruciate ligament. Unfallchirurg 1991.

[2] Torg JS, Conrad W, Kalen V. Clinical diagnosis of anterior cruciate ligament instability in the athlete. Am J Sports Med. 1976;4:84.

[3] Jakson LJ, O'Malley PJ, Kroenke K. Evaluation of acute knee pain in primary care. Ann Intern Med. 2003;139:575.

[4] Mulligan PE, McGuffe DQ, Couner K, Khazzam M. The reliability and diagnostic accuracy of assessing the translation endpoint during the lachman test. Int J Sports Phys Ther. 2015;10:52.

[5] Argento G, Vetrano M, Cristiano L, Suarez T, Bartoloni A, Erroi D, Ferretti A, Vulpiani MC. Ultrasonographic assessment of the anterolateral ligament of the knee in healthy subjects. Muscles Ligaments Tendons J. 2018;7:485.

[6] Klos B, Scholtes M, Konijnenberg S. High prevalence of all complex Segond avulsion using ultrasound imaging. Knee Surg Sports Traumatol Arthrosc. 2017;25:1331.

[7] Bock GW, Bosch E, Mishra DK, Daniel DM, Resnick D. The healed Segond fracture: a characteristic residual bone excrescence. Skeletal Radiol. 1994;23:555.

[8] Campos JC, Chung CB, Lektrakul N, Pedowitz R, Trudell D, Yu J, Resnick D. Pathogenesis of the Segond fracture: anatomic and MR imaging evidence of an ileotibial tract avulsion. Radiology. 2001;

[9] Claes S, Bartholomeeusen S, Bellemans J. High prevalence of anterolateral ligament abnormalities in magnetic resonance images of anterior cruciate ligament-injured knees. Acta Orthoped Belg. 2014;80:45.

[10] Weber WN, Neumann CH, Barakos JA, Petersen SA, Steinbach LS, Genant HK. Lateral tibial rim (Segond) fractures: MR imaging characteristics. Radiology. 1991;180:731.

[11] Hess T, Rupp S, Hopf T, Gleitz M, Liebler J. Lateral tibial avulsion fractures and disruptions to the anterior cruciate ligament: a clinical study of their incidence and correlation. Clin Orthop Relat Res. 1994;

[12] Cavaignac E, Laumond G, Reina N, Wytrykowski K, Murgier J, Faruch M, Chiron P. How to test the anterolateral ligament with ultrasound. Arthrosc Tech. 2017;

[13] Shekari I, Shekarchi B, Abbasian M, Sajjadi MM, Moghaddam AM, Kazemi SM. Predictive factors associated with anterolateral ligament injury in the patients with anterior cruciate ligament tear. Indian J Orthop. 2020;54:655.

[14] De Carli A, Monaco E, Mazza D, Argento G, Redler A, Proietti L, et al. Assessment of the anterolateral ligament of the knee by magnetic resonance imaging. Joints. 2018;

[15] Ferretti A, Monaco E, Redler A, Argento G, De Carli A, Saithna A, Partezani Helito PV, et al. High prevalence of anterolateral ligament abnormalities on MRI in knees with acute anterior cruciate ligament injuries: A case-control series from the SANTI

study group. Orthop J Sports Med. 2019;7:6.

[16] Van Dyck P, Clockaerts S, Vanhoenacker FM, Lambrecht V, Wouters K, De Smet E, et al. Anterolateral ligament abnormalities in patients with acute anterior cruciate ligament rupture are associated with lateral meniscal and osseous injuries. EurRadiol. 2016;26:3383.

[17] Lee DW, Lee JH, Kim JN, Moon SG, Kim NR, Kim DH, et al. Evaluation of anterolateral ligament injuries and concomitant lesions on magnetic resonance imaging after acute anterior cruciate ligament rupture. Arthroscopy. 2018;34:2398.

[18] Monaco E, Partezani Helito C, Redler A, Argento G, De Carli A, Saithna A, et al. Correlation between magnetic resonance imaging and surgical exploration of the anterolateral structures of the acute anterior cruciate ligament-injured knee. Am J Sports Med. 2019;47:1186.

[19] Ferretti A, Monaco E, Fabbri M, Maestri M, De Carli A. Prevalence and classifcation of injuries of anterolateral complex in acute anterior cruciate ligament tears. Arthroscopy. 2016;

第 9 章　为什么选择半腱肌?

◆ Andrea Ferretti, Luca Labianca, Paola Papandrea　著

笔者清楚地记得在罗马 La Sapienza 大学校园骨科部所在的历史性建筑中实施的第 1 例关节内 ACL 重建手术（图 9.1）。

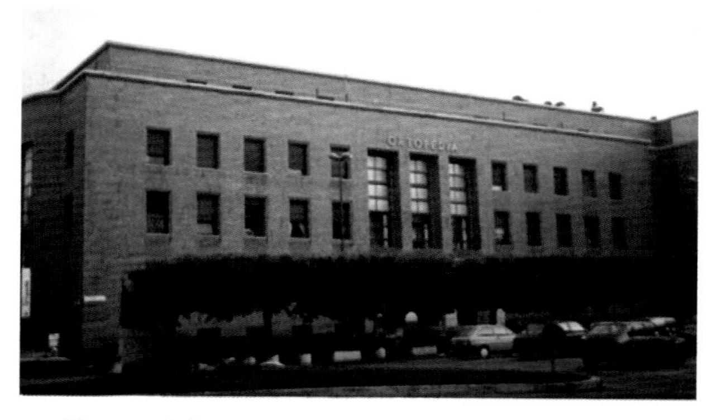

图 9.1　坐落于罗马 La Sapienza 大学校园的骨科部

1979 年 11 月，在欧洲进行 ACL 重建的移植物一个是 Kenneth Jones[1,2] 提出的髌腱作为移植物，另一个是 Linderman[3] 提出，后经 Bousquet[4] 改良的使用半腱肌作为移植肌腱。

Giancarlo Puddu 是笔者所在研究所实施首例具有历史意义手术的主刀外科医生。

科室主任 Lamberto Perugia 教授给予了 Giancarlo Puddu 医生全力支持，缘于他设计的这一原创性的手术技术（使用半腱肌移植物来替代

ACL）。

作为一名年轻的住院医生，我被允许参加这项手术。这是一组长期并且成功的 ACL 重建病例系列中的第一例。

在接下来的数十年中，Giancarlo Puddu 和笔者团队中的所有成员在骨科界有了知名度。

Perugia 教授热情支持 Giancarlo Puddu 研发 ACL 重建手术技术的原因主要在于其生物学因素和临床因素。

从生物学的视角来看，Perugia 教授深信半腱肌更加适合膝关节内的滑膜环境，因为半腱肌周围包绕了一薄层连续的滑膜鞘（这一点不像髌腱）。

临床方面，选择腘绳肌腱可以避免切取 1/3 髌腱且两端各带部分取自髌骨和胫骨侧的骨块所引发的任何伸膝装置肌力减弱。

20 世纪 70 年代，第一批关于髌腱痛的研究成果得以发表，髌腱痛被发现且被明确地定义为一项与众不同的临床症状存在。[5-8]

笔者团队的所有外科医生都认识到切取 1/3 髌腱对伸膝装置可能产生的生物力学和功能方面的潜在风险，这些风险可能导致膝前痛、低位髌骨、髌腱腱病以及其他各种问题。

另一方面，切取腘绳肌腱似乎创伤性更小并且对膝关节生物力学风险更低。

到了 90 年代，因为美国许多医生强烈支持使用骨 – 髌腱 – 骨（bone-patellar tendon-bone，BPTB）（作为游离移植物不再与胫骨结节相连），应用 BPTB 治疗膝关节 ACL 缺失成为全球性的金标准。

但在 La Sapienza 大学的骨科部，腘绳肌腱仍然是移植物的选项。临床研究表明，与使用髌腱移植物重建 ACL 文献报道结果做比较，最终显示腘绳肌腱有更低的并发症发生率，因为该技术的供区不良事件发生率更低。

此外，在某些选择性病例，使用腘绳肌腱进行关节内重建经常与关节外重建手术联合应用。

半腱肌腱和股薄肌腱移植物的强度，与自然原生的 ACL 和髌腱相比如何，是另外一个争论的话题。

移植物的生物力学特征在选择 ACL 替代物时至关重要。因此，多项研究调查了半腱肌腱和股薄肌腱联合移植物的力学特性以及髌腱移植物的力学特性。

众所周知，Hammer 和 Brown 研究发现主要的力学方面的必要条件，在强度和刚度方面，四股张力相同的腘绳肌腱移植物高于中 1/3 髌腱和自然原生的 ACL[9]，统计学比较有显著差异。

这些证据支持了这样的假说，即选择腘绳肌腱移植物用于 ACL 重建在生物力学方面是适合的[10]。

腘绳肌腱和BPTB移植物之间的另一个区别是髌腱两侧的两个骨块，除了骨整合以及方便移植物在骨隧道的固定和骨整合（髌腱是骨对骨，腘绳肌腱是腱对骨）以外，也在获得更强的初始固定方面更具可行性。

所有采用腘绳肌腱的医师都很清楚，肌腱对骨（tendon to bone，TTB）的固定强度比骨对骨（bone to bone，BTB）的固定强度更低，无论是否使用相同的固定装置（挤压螺钉）。

在那个时候，需要开发一种专用的固定装置，以便对骨隧道内的腘绳肌腱移植物进行更强、更可靠的机械固定。笔者所在团队开始研究和开发新的、可靠的固定装置，这一固定装置可以获得与 BTB 固定相同的力学效果，最终促进移植物获得更快、更安全的生物整合。

笔者所在团队的研究目的是研发专门用于固定腘绳肌腱并具有更高力学性能的固定装置，比如在强度和刚度方面，以确保移植物具备安全的初始固定，避免对确定性的生物学固定造成任何的干扰。

笔者所在团队开发的第一个固定装置是股骨侧的固定器材，因为在股骨侧折叠为双股的肌腱环形结构提供了一个更好而且更容易的连接点。

一旦股骨固定装置经过研究并被认定完毕，我们就面临着更具挑战性的胫骨侧固定问题。

胫骨侧存在的两个主要问题在于，一是肌腱的游离末端对滑动的对抗力更低，二是胫骨近端相比股骨远端骨密度更低。即使使用双门型钉以背包带技术进行固定的方式在生物力学也令人失望。

笔者所在团队研发的第一个固定装置是 Swing Bridge（Citieffe 公司，博洛尼亚，意大利）[11]（图 9.2），一项拥有专利的皮质骨悬吊器材用于股骨侧固定肌腱环，其设计为仅供由外向内钻取股骨隧道的病例使用。

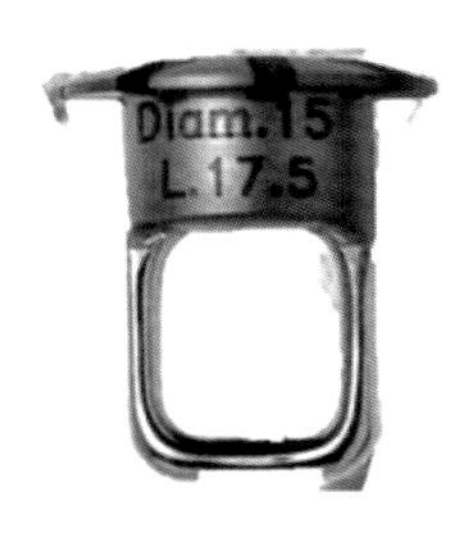

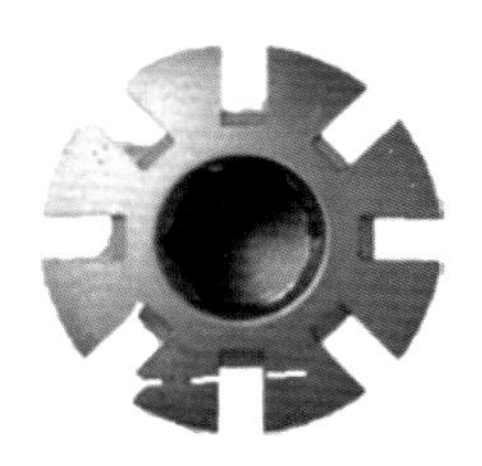

图 9.2　Swing Bridge 固定装置

该装置由以下部件组成：钛合金的圆柱体（直径 10 mm），一端带有光滑的金属半环（直径 10 mm），另一端带有凹槽的棚架。当实施由外向内操作时，游离的肌腱末端穿过该装置的环然后拉入关节。使用打击器将该圆柱体插入股骨隧道中，直到棚架部分到达股骨皮质骨。如果在胫骨固定完成后手术医生判断移植物的张力不满意，Swing Bridge 装置允许通过旋转圆柱体部分使得肌腱移植物的束状结构发生扭转，从而进一步拧紧移植物[12]。

Swing Bridge 的主要特征在于允许手术医生在移植肌腱的胫骨侧固定完成后，可以通过简单的旋转此装置至 360° 甚至更大的角度（图 9.3）以细微地调整移植肌腱的张力（根据手术医生判断）。

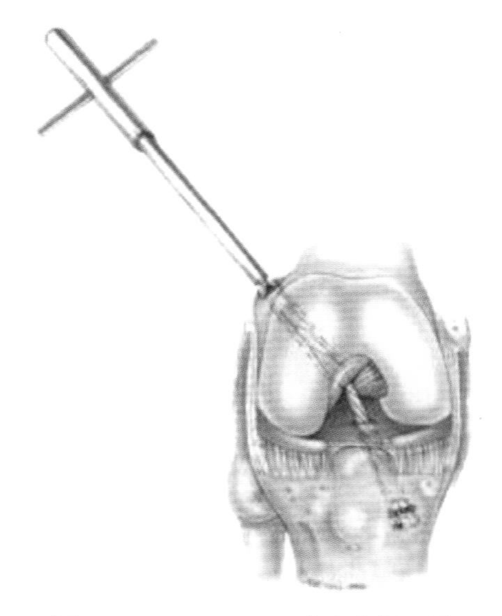

图 9.3　Swing Bridge 张力收紧系统

先使用双门形钉的背包带固定技术完成胫骨侧固定（版权许可，引自 Citieffe 公司产品目录，博洛尼亚，意大利）

移植肌腱的最终张力可以很容易地通过关节镜进行评估。该操作旨在减小胫骨侧固定完成后可能发生的移植物张力损失风险。

此外，由于众所周知的肌腱的黏弹性，移植肌腱在术后进行性拉长仍有可能会发生，这样在手术中获得的稳定性由于移植肌腱的进行性拉伸而部分丢失。

出于这个原因，充分的预张力以及在固定时适当地收紧移植肌腱可以避免这个问题，最终获得随访时的关节稳定性的增加。

Swing Bridge 张力收紧系统由一些顶级专家，在波士顿的哈佛大学附属 Brigham and Women’s Hospital 医院装备精良的生物力学实验室里对其进行了检测。

在一些尸体膝关节标本上采用该装置进行了诸如强度和刚性这些生物力学特性评估，并与广泛应用并且最可靠的悬吊装置 Endobutton CL 固定袢环（Smith& Nephew，Andover，MA）进行了比较。

生物力学测试结果如表 9.1 所示，Swing Bridge 的抗拉出检测值与 Endobutton CL 相当，而其固定刚度则显著高于 Endobutton CL 所能提供的固定刚度。

表 9.1　Swing Bridge（Citieffe 公司，博洛尼亚，意大利）与 90 年代晚期广泛应用的股骨侧固定装置 Endobutton CL 刚度和拉出强度对比（Smith& Nephew，Andover，MA，美国）

	刚度	拉出强度
Swing Bridge	218 N/mm	1181N
Endobutton/continuous loop	118 N/mm	1226N
统计学	$\alpha < 0.05$	$\alpha > 0.05$

在 Swing Bridge 获得卫生管理部门的确定性许可后，我们的研究转向更具挑战性的胫骨侧固定。

经过一系列的研究和实验室检测，一种新的固定装置最终被研发、获批并获得商业推广进入应用领域，它的名字叫作 Evolgate（Citieffe 公司，博洛尼亚，意大利）[14]。

Evolgate 由钛合金质地的三个部件组成：螺旋套筒、螺钉和垫圈。

胫骨隧道钻取完毕后，使用专用的打击器在胫骨隧道的远端 1/2 部分插入螺旋套筒部件（2 cm 长，1 mm 粗）。设计这一螺旋套筒的目的在于强化胫骨隧道骨壁的强度。腘绳肌腱移植物的远端经由螺旋套筒内拉出胫骨隧道的远端出口后，将螺钉部件拧入深部，这样即将肌腱移植物挤向骨壁和螺旋套筒的螺旋卷状结构，以此种方式获得可靠的移植肌腱固定。最后一步，借助螺钉垫圈获得皮质骨的把持力，在胫骨隧道的出口部将肌腱移植物向下推压固定。

Evolgate 的固定效果相当于界面螺钉固定与皮质骨外加压固定的结合（图 9.4）。

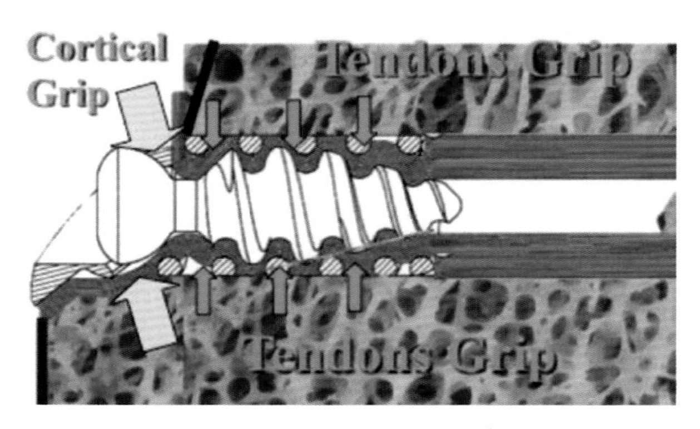

图 9.4　Evolgate 固定系统

版权许可，引自 Citieffe 公司产品目录，博洛尼亚，意大利

多项实验室研究评估了 Evolgate 以及 Swing Bridge- 肌腱 -Evolgate 复合体的力学特性，并且与其他常用的股骨与胫骨固定装置组合进行了比较（图 9.5、图 9.6）[15,16]。

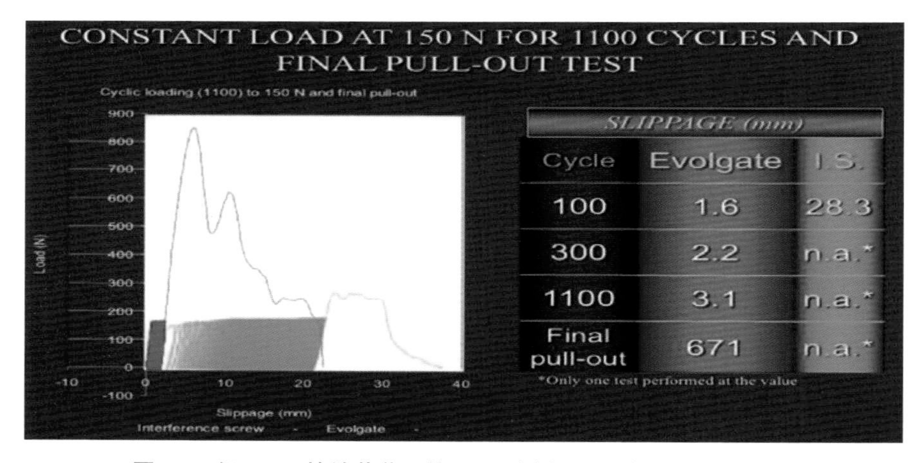

图 9.5　经 150N 持续载荷下的 1100 次循环后测得的拉出强度值

注意界面螺钉与 Evolgate 相比滑动更大而强度更低。绿色：界面螺钉；红色：Evolgate

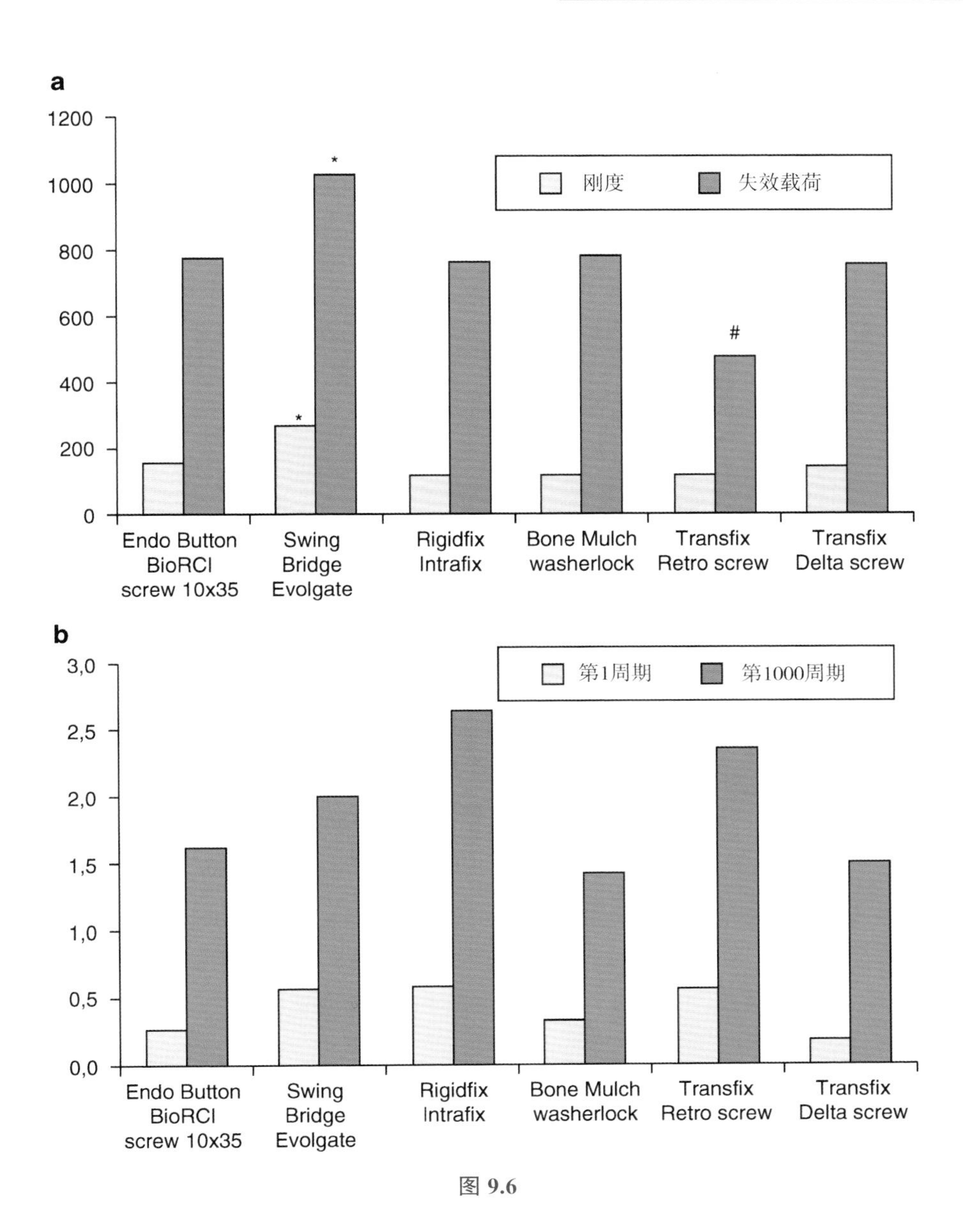

图 9.6

（a）拉出强度（牛顿）与（b）循环载荷力学检测（在第 1 次循环和第 1000 次循环的滑动 mm 数），使用猪的模型对几种股骨和胫骨固定装置的组合进行比较

此外，从生物学角度对 Evolgate 进行了研究，旨在了解其对移植肌腱生物学固定可能产生的影响。体内试验在羊的胫骨植入 Evolgate 肌腱，通过在骨隧道内的可靠固定并对骨 – 肌腱界面进行了组织学评估。

在术后 4 周和 12 周进行了骨 – 肌腱接合部组织学评估，结果显示，Sharpey 纤维和骨组织牢固愈合并实现了牢固的生物学固定（图 9.7）[17]。

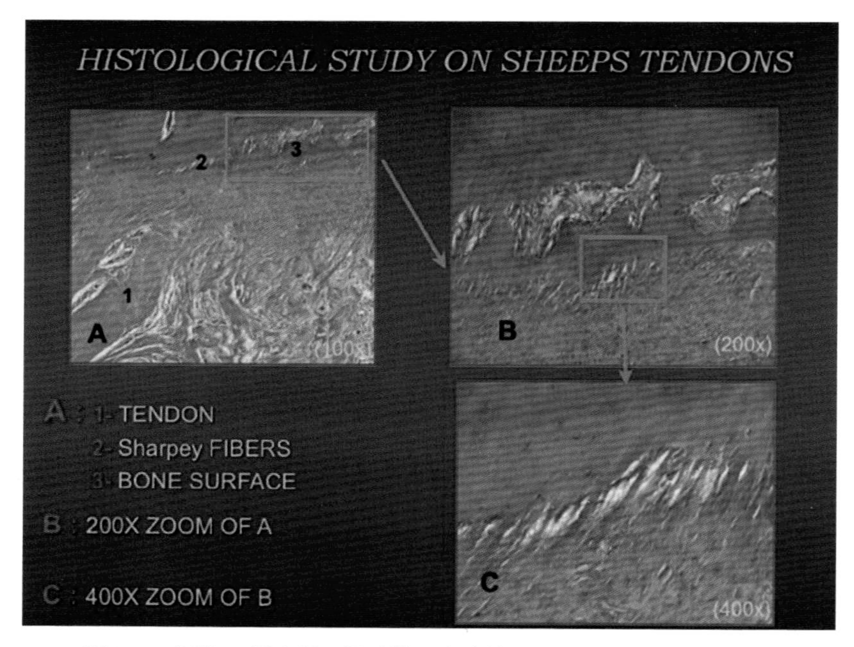

图 9.7　术后 12 周在骨 - 肌腱界面存在的 Sharpey 纤维组织学检测（Evolgate 提供的生物学固定动物模型）

笔者团队经过多次研究和验证胫骨侧固定装置，认为：Evolgate 可以为游离肌腱移植物提供牢固的固定，我们自 2001 年使用 Evolgate 固定系统以来移植肌腱未发生断裂，并取得良好功能。

尽管 Evolgate 仍然应用于初次 ACL 重建，但目前主要的适应证用于应用腘绳肌腱进行翻修的病例，以及胫骨近端骨密度降低，或者取出先前固定装置后因隧道或者其他因素导致的骨丢失 [18,19]。

有关在骨与骨固定愈合所需要的时间，两种技术（BPTB 和腘绳肌腱）

之间仍然存在差距，传统认为这种骨与骨之间愈合的速度应该比肌腱与骨之间愈合要快得多。

骨隧道内骨块的愈合情况尚不清楚，BPTB 技术具有更好的生物学愈合说法主要是基于理论。

因此，为了更好地了解使用 BPTB 进行 ACL 重建的手术中骨隧道骨块的愈合过程，笔者对其该类手术后 12 个月的膝关节进行了骨移植后 CT 检查研究。并评估了骨移植块的实际骨愈合情况和生物学活力 [20]。

令人惊讶的是，只有 1/3 的移植骨块具有生物学活力并与周围的骨组织愈合（图 9.8）。在另外 1/3 的病例，骨移植块被部分再吸收或发生坏死，而在最后 1/3 的病例中，骨块则完全被吸收，并且在 CT 图像上不可识别（图 9.9）。

因此，根据笔者团队研究的结果，BPTB 移植骨块在大多数病例能够提供快速而可靠的生物固定能力应该受到强烈的质疑，在至少 1/3 的病例，因为移植骨块再吸收其最终的固定是由肌腱与骨之间形成的愈合提供的；同样的方式，这也发生于腘绳肌腱移植物的 ACL 重建手术。

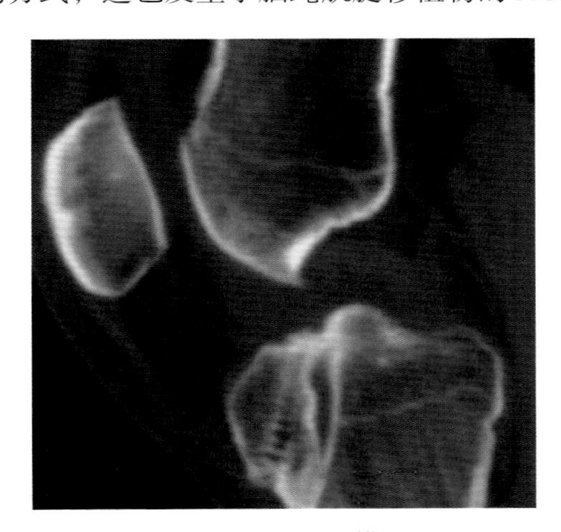

图 9.8　CT 扫描

应用 BPTB 进行 ACL 重建术后 13 个月，CT 扫描图像显示完全的骨愈合。这种情况不超过 1/3 的病例

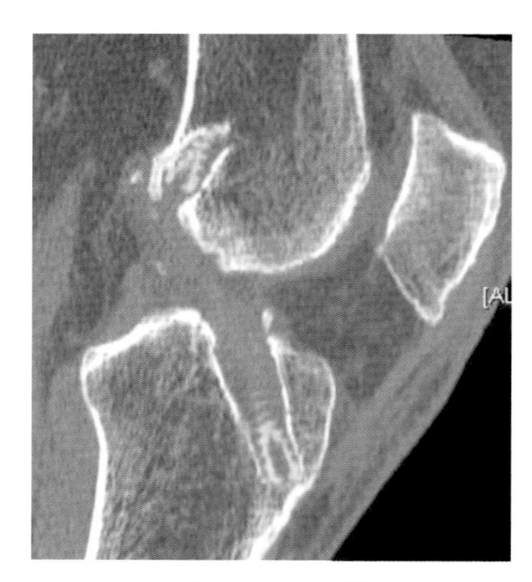

图 9.9 CT 扫描

应用 BPTB 进行 ACL 重建术后 12 个月，CT 扫描显示胫骨隧道内骨块完全吸收

笔者团队仔细研究的另外一个问题是屈肌装置和半腱肌在被切取用于重建之后如何修复。

在术后最初几周可以观察到肌腱再生，再生组织出现在腘窝内侧边缘被描述为可见的、大于健侧的琴弦样结构。在膝关节主动屈曲时这一琴弦样结构的张力显著增加；术后 12 个月起，临床上可观察到完全正常的再生半腱肌，本质上与对侧半腱肌相差无几（图 9.10a、b）。

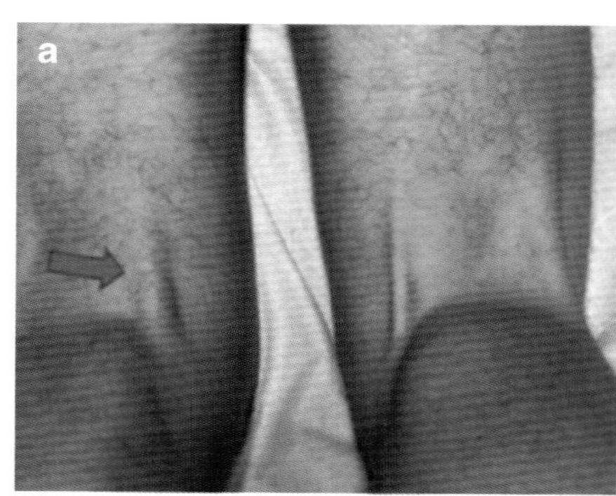

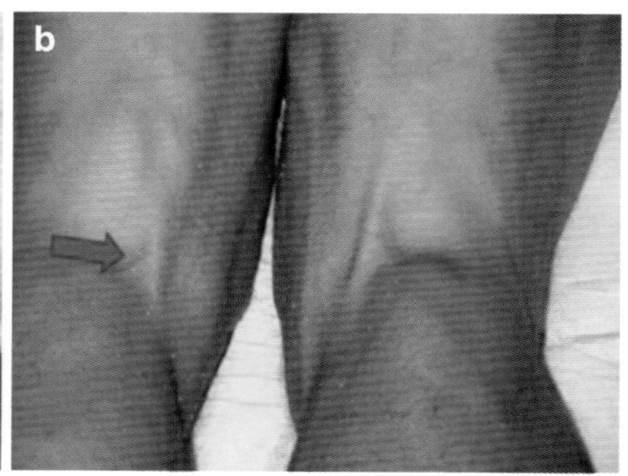

图 9.10 临床评估

（a）术后 4 个月，箭头所指为更为粗壮的再生半腱肌肌腱；（b）术后 1 年，再生的半腱肌与正常侧相比没有差别

然后，进行了序贯性的超声研究（术后 2 周和术后 1、2、3、6、12、18 及 24 个月）以评估再生组织的解剖结构与功能[21]。

笔者团队研究的结果显示，早期形成的纵向瘢痕组织，在几个月内逐渐发展为具有等同于自然原生的（对侧的）半腱肌的形状、结构和回声性特征的肌腱结构（图 9.11）。

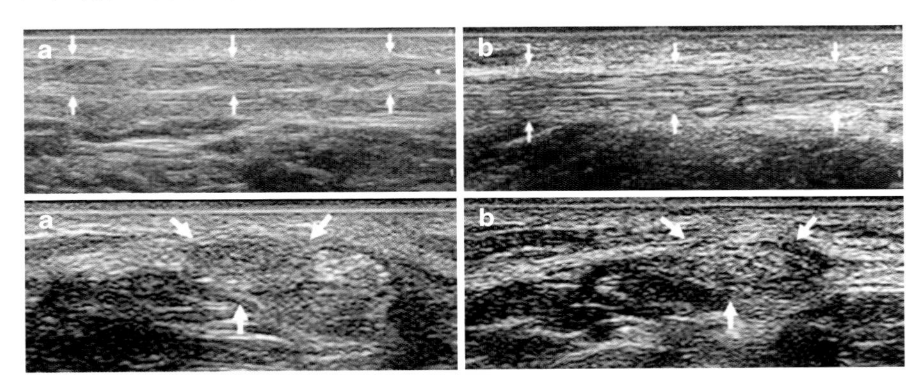

图 9.11　超声扫描图

（a, b）超声扫描显示术后 10 个月的纵行纤维和横行纤维，对比（a）手术侧与（b）正常侧

术后 18 个月，再生的半腱肌看上去与正常的半腱肌本质没有差别。

后来，笔者团队取出导致疼痛并形成功能障碍的胫骨内固定装置（门型钉），在取出内固定装置手术中直接检查切取后的半腱肌（图 9.12）[22]。

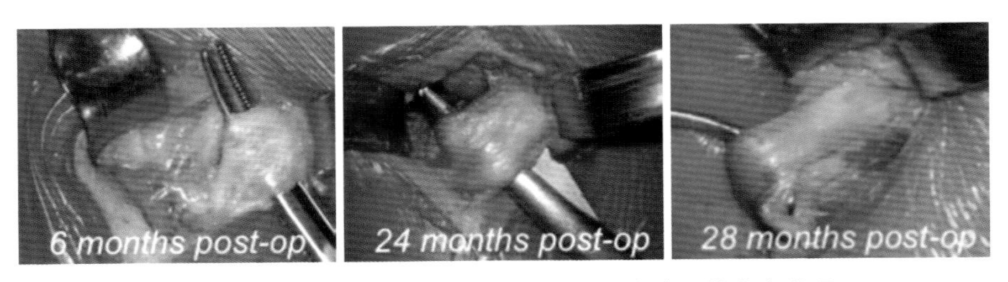

图 9.12　三例不同患者二次手术中再生半腱肌的术中发现

笔者团队对几例患者的肌腱组织取活检并进行了组织学分析。发现所有标本为纵行整齐排列的纤维组织，其中有大量的细胞存在，这些细

胞与年轻的肌腱细胞相似。

但该纤维组织的临床特征，连同超声图像，以及 MRI 研究，都显示修复后的半腱肌组织最终附着于腘窝筋膜处而非鹅足肌腱处，该部位的迁移可导致肌内旋力功能的丧失。

为了保留内旋肌力，笔者团队提出了一种改良的肌腱切取技术[23]。由于笔者团队所需用的肌腱的长度都超过了 ACL 重建所需要的长度，因此我们保留了距离肌腱止点 3 cm 的肌腱最远端部分。

这就为新肌腱的修复提供一种支架结构，并且可恢复其鹅足肌腱的原肌腱走行模式。

在笔者团队的经验中，这种改良的肌腱切取技术实际上可使腘绳肌腱获得更为强劲的内旋肌力。

尽管半腱肌的肌肉回缩可导致部分肌力减弱（已被 MRI 研究充分证明，Starling 定律），但通过适当的康复，可以缩小与健侧之间的差异（图 9.13）。

20 世纪以来，许多世界各地的外科医生重新考虑将腘绳肌腱作为 BPTB 移植物的有效替代选项，并发表比较这两种技术的临床研究。今天，存在一项普遍的共识，即在功能恢复和术后膝关节稳定性方面此二者之间实际上几乎不存在差异[24-26]。

然而，也有报道认为 BPTB 移植物的失败率和不稳定复发率更低。并形成另一种认识：对于参与高风险运动的高水平运动员来说 BPTB 移植物仍然是优先选择。

关于职业足球运动员接受 BPTB 移植物进行 ACL 重建，并重返赛场恢复到术前的运动水平的研究中，笔者团队总认为膝关节的稳定性非常好，但通过俯卧位检查足跟高度可以观察到伸膝力减弱。

这种状态被定义为肌肉轻度僵硬，这种轻度僵硬可以由患者陈述或体检得出结论。

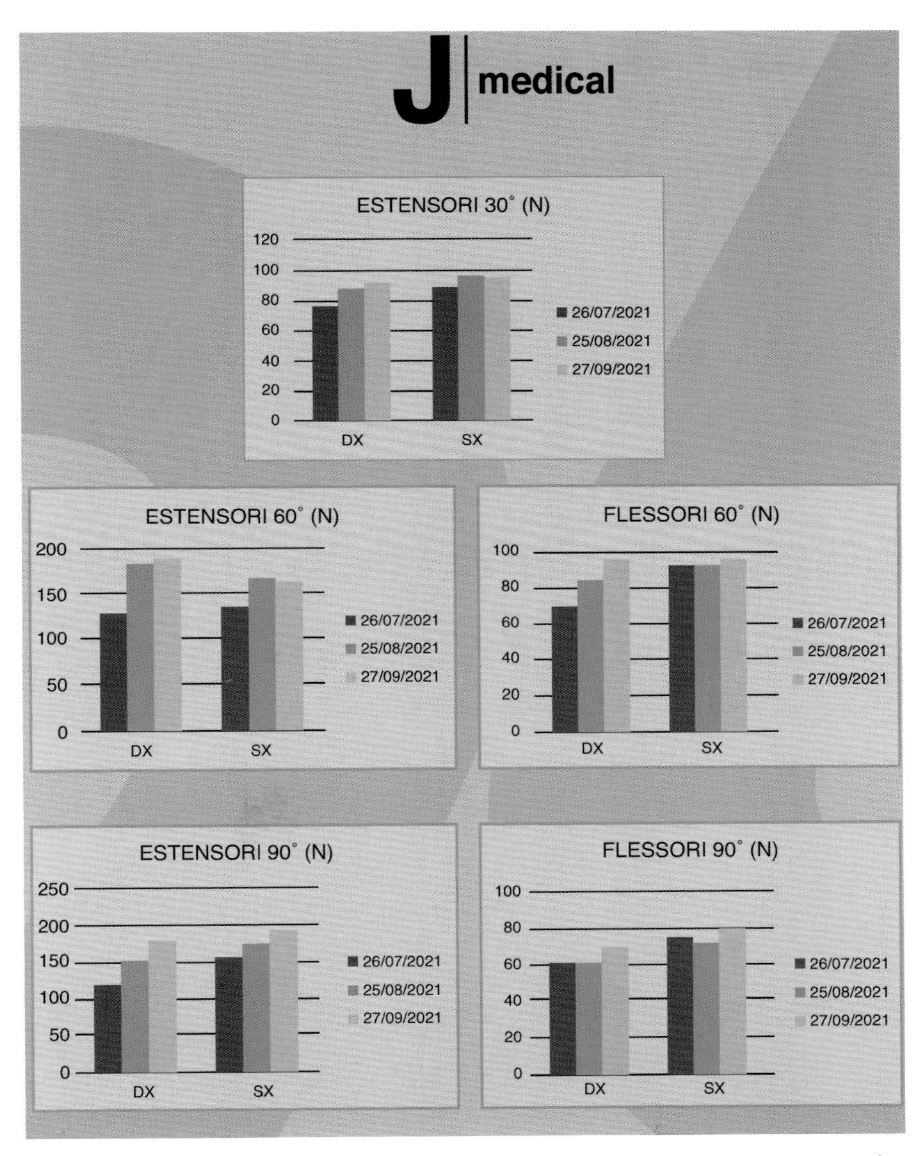

图 9.13　职业足球运动员（女性）右膝接受腘绳肌 ACL 重建附加关节外重建手术

经过 4 个月的康复后进行肌肉评估。伸膝和屈膝肌力都得到了完全恢复。Dx：右侧。Sx：左侧（致谢 J Medical Lab，都灵，意大利）

据我们所知，很少有研究比较采用 BPTB 移植物的 ACL 重建与腘绳肌重建 ACL 同时附加关节外重建（extra-articular reconstruction，EAR）的临床结果。

Zaffagnini 等[27]和 Rota 等[28]评估了三组 ACL 重建病例：BPTB 移植、腘绳肌腱移植以及腘绳肌腱移植附加关节外重建。两项研究均表明最佳的临床结果是来自接受腘绳肌肌腱关节内重建 ACL 联合 EAR 关节外重建治疗组的患者。

在比较 BPTB 和腘绳肌腱移植重建 ACL 时的另外一个问题在于这两种手术各自对退行性骨关节病（degenerative osteoarthrosis，DOA）的影响，以早期出现 DOA 典型的影像学改变为标志。

笔者团队长期随访的结论与最近的文献非常一致，该文献认为采用腘绳肌肌腱重建 ACL 在中期和长期随访中 DOA 影像学征象的发生率更低[29-31]。

应用 BPTB 移植物重建 ACL 患者中经常观察到轻微伸膝受限而导致的膝关节力学方面的轻微伸膝受限亦用 BPTB 手术解释。

综合上述，选择半腱肌和股薄肌作为 ACL 重建的移植物被考虑以下几个方面的因素：

生物学方面：

（a）半腱肌和股薄肌存在滑膜鞘，选择两肌腱作为 ACL 重建移植物更加适应关节内环境。

（b）通过 Sharpey 纤维骨 – 肌腱愈合更牢固（间接固定）。

（c）半腱肌肌腱具备良好的修复潜能。

生物力学方面：

（a）腘绳肌腱折叠为四股张力均等的移植物，经过反复循环载荷试验和拉出试验测试具备良好的强度和刚度。

（b）在具备可能情况下，尽量使用具备优良力学特性的固定装置能促进生物移植的愈合固定。

临床方面：

（a）切取肌腱的供区术后不良事件发生率低。

（b）随访观察：膝关节在稳定性、功能恢复以及重返运动方面，具备非常好的短期和长期临床效果。对于选择性的病例和高风险病人可以通过附加关节外重建手术巩固临床效果。

（c）发生创伤后 DOA 的风险更低。

（胡 勇 译）

参考文献

[1] Jones KG. Reconstruction of the anterior cruciate ligament using the central one-third of the patellar ligament. J Bone Joint Surg Am. 1970;52(4):838-9.

[2] Jones KG. Reconstruction of the anterior cruciate ligament. A technique using the central one-third of the patellar ligament. J Bone Joint Surg Am. 1963;45:925-32.

[3] Lindemann K. Plastic surgery in substitution of the cruciate ligaments of the knee-joint by means of pedunculated tendon transplants. Zeitschrift für Orthopädie und ihre Grenzgebiete. 1950;79(2):316-34.

[4] Bousquet G. Les indications thérapeutiques dans les laxités chroniques du genou. 5ème journées lyonnaises de chirurgie du genou. 1984; P 211-18.

[5] Ferretti A, Ippolito E, Mariani P, Puddu G. Jumper's knee. Am J Sports Med. 1983;11(2):58-62. https://doi.org/10.1177/036354658301100202.

[6] Ferretti A, Puddu G, Mariani PP, Neri M. The natural history of jumper's knee. Patellar or quadriceps tendonitis. Int Orthop. 1985;8(4):239-42. https://doi.org/10.1007/BF00266866.

[7] Ferretti A. Epidemiology of jumper's knee. Sports Med. 1986;3(4):289-95. https://doi.org/10.2165/00007256-198603040-00005.

[8] Mariani PP, Puddu G, Ferretti A. Jumper's knee. Ital J Orthop Traumatol. 1978;4(1):85-93.

[9] Hamner DL, Brown CH Jr, Steiner ME, et al. Hamstring tendon grafts for reconstruction of the anterior cruciate ligament: biomechanical evaluation of the use of multiple strands and tensioning techniques. J Bone Joint Surg[Am]. 1999; 81: 549-57.

[10] Brown CH Jr, Steiner ME, Carson EW. The use of hamstring tendons for anterior

cruciate ligament reconstruction. Clin Sports Med. 1993;12:723-56.

[11] Ferretti A, Conteduca F. Ricostruzione del legamento crociato anteriore coi tendini del semitendinoso e gracile raddoppiati: tecnica originale di tensionamento, fssazione ed avvolgimento dei fasci "Swing Bridge" (Ponte girevole). Italian J Orthop Traumatol. 1997;23:433-41.

[12] Ferretti A, Conteduca F, Morelli F, Monteleone L, Nanni F, Valente M. Biomechanics of anterior cruciate ligament reconstruction using twisted doubled hamstring tendons. Int Orthop. 2003;27(1):22-5. https://doi.org/10.1007/s00264-002-0395-8. Epub 2002 Aug 13. PMID: 12582804; PMCID: PMC3673694.

[13] Brown CH, Ferretti A, Conteduca F, Morelli F, Hecker Wilson D. Biomechanics of the Swing Bridge technique for anterior cruciate ligament reconstruction. Eur J Sports Traumatol Relat Res. 2001;23(2):69-73.

[14] Ferretti A, Conteduca F, Morelli F, Ticca L, Monaco E. The Evolgate: a method to improve the pullout strength of interference screws in tibial fxation of ACL reconstruction with doubled gracilis and semitendinosus tendons. Arthroscopy. 2003;9:936-40.

[15] Labianca L, Monaco E, Speranza A, Camillieri G, Ferretti A. Biomechanical evaluation of six femurgraft-tibia complexes in ACL reconstruction. J Orthop Traumatol. 2006;7(3):131-5. https://doi.org/10.1007/s10195-006-0136-7.

[16] Monaco E, Fabbri M, Lanzetti R, Del Duca A, Labianca L, Ferretti A. Biomechanical comparison of four coupled fxation systems for ACL reconstruction with bone socket or full-tunnel on the tibial side. Knee. 2017;24:795-10.

[17] Ferretti A, Monaco E, Labianca L, D'Angelo F, De Carli A, Conteduca F. How four and twelve weeks of implantation affect the strength and stiffness of a tendon graft securely fxed in a bone tunnel: a study of Evolgate fxation in an extra-articular model ovine model. J Orthop Traumatol. 2006;7(3):136-41. https://doi.org/10.1007/s10195-006-0138-5.

[18] Ferretti A, Conteduca F, Monaco E, De Carli A, D'Arrigo C. Revision anterior cruciate ligament reconstruction with doubled semitendinosus and gracilis tendons and lateral extra-articular reconstruction. J Bone Joint Surg Am. 2006;88(11):2373-9. https://doi.org/10.2106/ JBJS.F.00064.

[19] Iorio R, Vadalà A, Argento G, Di Sanzo V, Ferretti A. Bone tunnel enlargement after ACL reconstruction using autologous hamstring tendons: a CT study. Int Orthop. 2007;31(1):49-55. https://doi.org/10.1007/s00264-006-0118-7. Epub 2006 May 9. PMID: 16683112 A. Ferretti et al. 115.

[20] Vadalà A, Iorio R, Redler A, Valeo L, Ferretti M, Camillieri G, Argento G, Conteduca F, Ferretti A. Biological fxation of the bone graft in anterior cruciate

ligament reconstruction with bone-patellar tendon-bone: does the bone plug really heal inside the tibial tunnel? Act study. Poster Presentation at the American Academy of Orthopaedic Surgeons 2011 Annual Meeting at the San Diego Convention Center from February 15-19, 2011.

[21] Papandrea P, Vulpiani MC, Ferretti A, Conteduca F. Regeneration of the semitendinosus tendon harvested for anterior cruciate ligament reconstruction. Evaluation using ultrasonography. Am J Sports Med. 2000;28(4):556-61. https://doi.org/10.1177/03635465000280041901.

[22] Ferretti A, Conteduca F, Morelli F, Masi V. Regeneration of the semitendinosus tendon after its use in Anterior Cruciate Ligament: a histologic study of three cases. Am J Sports Med. 2002;30:204-7.

[23] Ferretti A, Vadalà A, De Carli A, Argento G, Conteduca F, Severini G. Minimizing internal rotation strength defcit after use of semitendinosus for anterior cruciate ligament reconstruction: a modifed harvesting technique. Arthroscopy. 2008;24(7):786-95. https://doi.org/10.1016/j. arthro.2008.02.010. Epub 2008 Apr 21.

[24] Mohtadi NG, Chan DS, Dainty KN, Whelan DB. Patellar tendon versus hamstring tendon autograft for anterior cruciate ligament rupture in adults. Cochrane Database Syst Rev. 2011;2011(9):CD005960. https://doi.org/10.1002/14651858.CD005960.pub2. PMID: 21901700; PMCID: PMC6465162.

[25] Mouarbes D, Menetrey J, Marot V, Courtot L, Berard E, Cavaignac E. Anterior cruciate ligament reconstruction: a systematic review and meta-analysis of outcomes for quadriceps tendon autograft versus bone-patellar tendon-bone and Hamstring-Tendon Autografts. Am J Sports Med. 2019;47(14):3531-40. https://doi.org/10.1177/0363546518825340. Epub 2019 Feb 21.

[26] Samuelsen BT, Webster KE, Johnson NR, Hewett TE, Krych AJ. Hamstring autograft versus patellar tendon autograft for acl reconstruction: is there a difference in graft failure rate? A meta-analysis of 47,613 patients. Clin Orthop Relat Res. 2017;475(10):2459-68. https://doi. org/10.1007/s11999-017-5278-9. PMID: 28205075; PMCID: PMC5599382.

[27] Zaffagnini S, Marcacci M, Lo Presti M, Giordano G, Iacono F, Neri MP. Prospective and randomized evaluation of ACL reconstruction with three techniques: a clinical and radiographic evaluation at 5 years follow-up. Knee Surg Sports Traumatol Arthrosc. 2006;14(11):1060-9. https://doi.org/10.1007/s00167-006-0130-x. Epub 2006 Aug 15.

[28] Rota P, Monaco E, Carrozzo A, Bruni G, Rota A, Ferretti A. Long-term clinical and radiographic results of ACL reconstruction: retrospective comparison between

three techniques (Hamstrings Autograft, Hamstrings Autograft with Extra-Articular Reconstruction, Bone Patellar Tendon Autograft). Muscles Ligaments Tendons Journal. 2020;10(3):460-9. https:// doi.org/10.32098/mltj.03.2020.15.

[29] Freedman KB, D'Amato MJ, Nedeff DD, Kaz A, Bach BR Jr. Arthroscopic anterior cruciate ligament reconstruction: a metaanalysis comparing patellar tendon and hamstring tendon autografts. Am J Sports Med. 2003;31(1):2-11. https://doi.org/10.1177/03635465030310011501.

[30] Ponzo A, Monaco E, Basiglini L, Iorio R, Caperna L, Drogo P, Conteduca F, Ferretti A. Long-term results of anterior cruciate ligament reconstruction using Hamstring Grafts and the outside-in technique: a comparison between 5- and 15-year follow-up. Orthop J Sports Med. 2018;6(8):2325967118792263. https://doi.org/10.1177/2325967118792263. PMID: 31457062; PMCID: PMC6700944.

[31] Xie X, Xiao Z, Li Q, Zhu B, Chen J, Chen H, Yang F, Chen Y, Lai Q, Liu X. Increased incidence of osteoarthritis of knee joint after ACL reconstruction with bone-patellar tendon-bone autografts than hamstring autografts: a meta-analysis of 1,443 patients at a minimum of 5 years. Eur J Orthop Surg Traumatol. 2015;25(1):149-59. https://doi.org/10.1007/ s00590-014-1459-3. Epub 2014 Apr 21.

第 10 章　膝关节 ACL 缺失的关节外重建

◆ Andrea Ferretti, Edoardo Monaco, Alessandro Carrozzo　著

10.1　背景

自开展 ACL 手术外科开始以来，因 ACL 缺失形成膝关节的旋转不稳定和轴移现象被发现和描述后，关节外重建手术（extra-articular reconstructions，ERs）就变得非常流行。1968 年，Slocum 和 Larson 做出以下陈述：“膝关节韧带损伤问题中最令人着迷的方面之一就是旋转不稳定”，并重点聚焦于 ACL 缺失发生的膝关节旋转不稳定。旋转不稳定诱发试验的诊断价值也被重点强调 [1]。

前外侧旋转不稳定（anterolateral rotatory instability，ALRI）可采用 1972 年描述的轴移试验容易证实 [2]。轴移试验是 ACL 损伤后膝关节在低屈膝角度被施加外翻力矩时,胫骨相对于股骨突然发生的扭转所组成。包括两个组成部分：

旋转部分：胫骨围绕解剖长轴为轴心的旋转。

位移部分：外侧胫骨平台的向前半脱位，随后在某种载荷情况下的突然复位 [3]。

当时，关节镜和关节镜相关技术尚未普及，有一些外科医生提出通过关节外重建手术（extra-articular reconstructions，ERs）来治疗膝关节旋转不稳定，很多 20 世纪晚期知名关节外科医生，比如 Hughston、

Andrews、Ellison 以及 MacIntosh 等[4]，描述了很多种关节外重建手术技术。

这些手术技术主要通过外侧肌腱固定手术来控制胫骨的旋转，与法国的 Lemaire 首次描述的技术颇为相似。如今，Lemaire 技术被确认为第一次报道的、也是最为流行的关节外重建（ERs）手术技术，至今仍在广泛应用，最近有一些改良的报道[5]。此外，在那个时代，由于当时 ACL 重建采用开放手术，因此将移植肌腱准确地放在解剖位置是十分困难的。

自从 20 世纪 80 年代 AOSSM 在美国科罗拉多州的 Snowmass 组织了一次有关此主题的共识性学术会议以来，关节外重建手术（ERs），单纯 ERs 或者联合简单的、侵入性的、开放且难以解剖定位的关节内 ACL 重建手术，一直是主流手术方法。

Snowmass 是美国科罗拉多州山区的一个小村庄，但在骨科历史上却有着重要的地位，缘于 1989 年在这里承办的一次学术会议。学术会议主要聚焦于关节外重建手术（ERs）在膝关节 ACL 缺失手术中的作用。参加会议的共识制订专家小组成员都是当时最著名的膝关节外科医生，包括 J. Andrews、J. Bergfeld、W. Clancy、J. Feagin、R. Larson、F. Noyes、L. Paulos、B. Reider 以及 R. Steadman，大家共聚一堂讨论并分享他们各自在关节外重建手术（ERs）方面的经验。

专家小组成员分为 5 个研究小组就以下主题展开了深入的讨论：

- 关节外重建手术的生物力学；
- 骨骼发育未成熟患者的关节外重建；
- 关节外重建作为膝关节 ACL 缺失治疗的主要术式；
- 关节外重建作为 ACL 急性损伤关节内重建同期二级辅助手术；
- 关节外重建作为 ACL 慢性损伤关节内重建同期二级辅助手术。

这次学术会议达成的共识由 Arthur Pearle 和 John Bergfeld 收集整理并于 1992 年发表于 Human Kinetics 出版的一本图书中（图 10.1）。随着相关共识的出版，ERs 在美国几乎被完全放弃。根据 Pearle 和 Bergfeld

总结的会议共识，Snowmass 专家团得出的结论：与单纯关节内重建（IRs）相比，ERs 不能为患者提供任何实质性益处并且导致不良事件发生率增加、更高的并发症风险以及晚期骨关节炎（osteoarthritis，OA）。该图书成为 ACL 重建的一个崭新时代的奠基石，共识排他性地提出采用单纯的韧带替代手术来治疗 ACLs 的撕裂。从那时起，大多数外科医生就是通过精确识别找到韧带的解剖止点包括把 ACL 划分为多个束和定位解剖止点范围的方式方法，精准地复制出天然原生的 ACL。随着不断进步的关节镜技术和专门设计的手术器械，多种解决方法最终降低了手术操作中不良事件的发生率。共识理念传递出的信息很明确：实施的单纯 ACL 正确重建是治疗膝关节 ACL 缺失的最佳方法，术后 Lachman 试验和轴移试验转为阴性。其他韧带的结构修复以及其他任何手术步骤几乎没有价值，如果有的话也很小[6]。

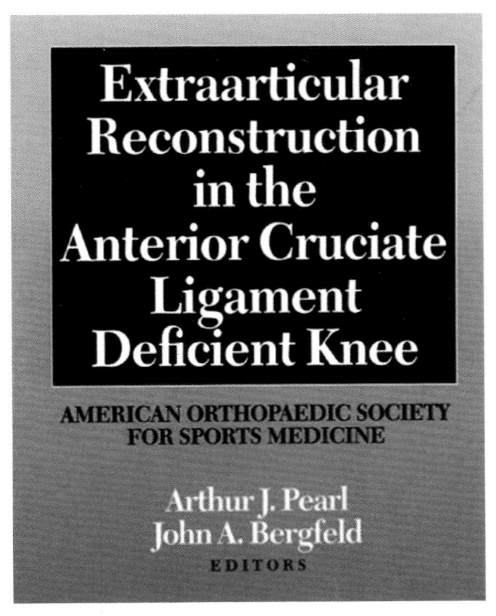

图 10.1　Snowmass 学术会的共识图书封面

此外，关节镜本身也让外科医生们将注意力聚焦到关节内结构，在事实上就忽略了关节镜下无法观察到的关节外结构。这样做的结果就是前外侧结构损伤没有进入医生的视野；尽管早在数十年前，前外侧结构作为 ACL 的二级稳定结构就已经得到充分地描述，并且是前外侧旋转不稳定的根本因素。只是在数年之后，以单一切口骨 - 髌腱 - 骨（BPTB）经胫骨隧道非解剖位 ACL 重建术成为了 ACL 重建的金标准[7]。

尽管如此，有几个医学中心的一些外科医生并没有摒弃膝关节外科旧教科书中所描绘的路径，并且继续严格遵循解剖位点实施 ACL 解剖重建手术。利用关节镜技术，他们尝试利用原生 ACL 解剖，使用腘绳肌腱作为首选移植物并采用两切口技术从外向内独立钻取制备股骨隧道。他们也继续治疗伴发的关节外病损，更全面地解决 ACL 缺失后膝关节前外侧旋转不稳定问题。

二十年后，许多作者报告单纯 ACL 重建的失败率高达 20% 以上，并且术后持续存在令人不可接受的旋转不稳定和轴移现象[8]。

缺少关节囊前外侧结构对胫骨内旋的控制，是导致这种不可接受的失败率的可能原因[9]。因此，在过去的十年中，又开始重新认识 ERs，得益于欧洲一些权威骨科学派研究人员的顽强坚守，这些欧洲知名权威骨科学派在解剖、生物力学和临床方面的研究结果代表了真正的、可供世界各地诸多膝关节外科医生所遵循的标准。众所周知，来自法国、荷兰，还有意大利的骨科医生在理解 ERs 在治疗膝关节 ACL 缺失方面做出了持续、忠实和有效的贡献。然而，为什么在 Snowmass 会议共识报告之后，ERs 会被重新考虑？事实上，自 20 世纪 80 年代早期以来 ACL 外科发生了诸多变化，ACL 重建的方法也发生了根本性的变化。

事实上，参加 Snowmass 会议的专家们非常担心关节内 ACL 重建同时附加的任何外科手术可能出现的相关并发症。因为当时最主流的技术，包括大多数病例都是在诊断性关节镜检查之后，使用 BPTB 移植物对急性期处于高度炎症反应阶段的膝关节进行 ACL 重建，紧接着是非常谨慎康复方案，需要使用石膏或者支具进行数周的膝关节制动。在此情况下，任何额外附加的手术操作都可能对关节造成灾难性影响，导致关节纤维化和关节活动范围（range of motion，ROM），特别是伸直位 ROM 减小的风险很高。这些技术，即使不附加 ERs，也经常导致膝关节僵硬，而获得一个稳定的膝关节是现代 ACL 外科的实际目标。

微创关节镜辅助技术、应用腘绳肌腱移植物以及快速康复外科的理念管理已经大大减少了术后僵硬和关节纤维化，这些都使得应用 ERs 的风险更小并且疗效更可靠。

10.2　生物力学

就生物力学方面而言，ERs 存在的理由有以下三个主要因素：

1. 在控制旋转方面，与作用于中心区域的控制结构相比，作用在外围的控制结构其杠杆力臂更长因而控制旋转的作用也更大，譬如操控汽车的方向盘（图 10.2）。事实上，前外侧韧带（anterolateral ligament，ALL）是限制膝关节内旋方面最为重要的韧带，ALL 的极限失效载荷（175 N）和刚度（20 N/M）并不高，因为其从膝关节的外围发挥作用，这样只需要较小的力即可实现对胫骨内旋的控制[10]。

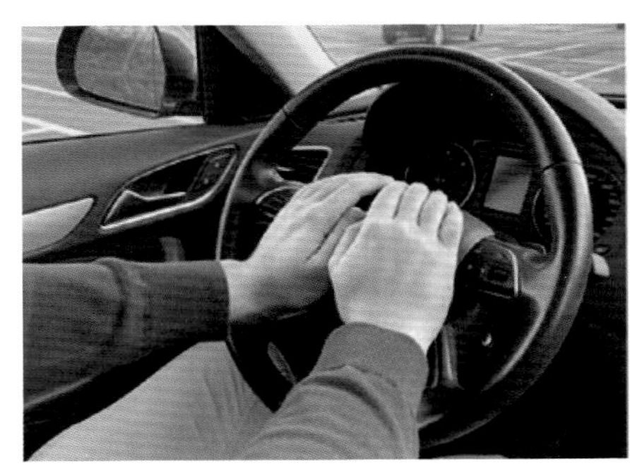
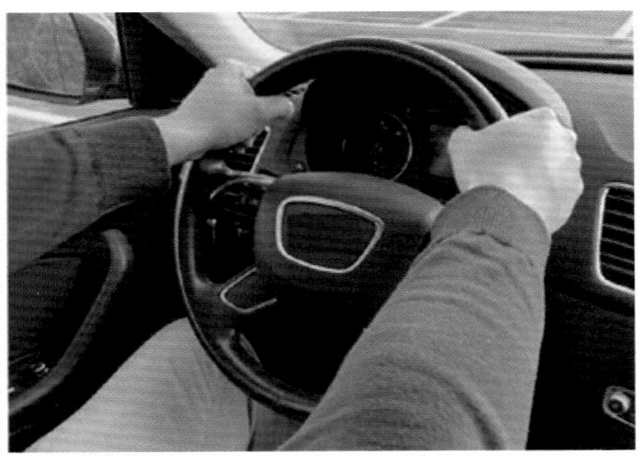

图 10.2　外侧重建采用杠杆长力臂可有效地控制胫骨旋转
在此例中，方向盘代表胫骨而手臂则代表施加于其上的旋转控制

2. 第二个因素是 ERs 对关节内移植物的保护功能，需要特别强调在术后第一阶段的整合和重塑改建期对重建的 ACL 的保护作用。这一效应是 1990 年由 Engebretsen 等首次通过实验室研究所证实，该研究发现

ACL 移植物承受的应力平均减少了 43%[11]。Engebretsen 的这一发现后来被 Draganich 等 [12] 的研究确认，并且最近得到 Marom 等的研究证实 [13]，在施加旋转负载的情况下 LET 可使 ACL 移植物的受力降低 80%，这可导致经 MRI 评估发现的关节内移植物更好的整合 [14]。

3. 第三个因素是 ERs 旨在治疗二级稳定结构的撕裂，这种二级稳定结构的撕裂会导致旋转不稳定和轴移现象的增加。ALL 撕裂对膝关节旋转稳定性的生物力学影响已在尸体研究中得到了深入的研究 [15,16]。

ERs 在控制轴移现象方面的生物力学作用，已通过使用导航开展的体内试验研究得到了证实。在笔者研究组 2014 年发表的 1 篇论文中，评估了在关节内 ACL 重建的同时附加 ER 手术的效果。在这项研究中，20 例患者接受了采用双股半腱肌腱和股薄肌腱的解剖单束进行 ACL 重建同时附加了关节外重建。A 组患者先行关节内重建然后行 ER 手术；B 组患者先行 ER 手术，之后行关节内重建手术。安装了专为动态轴移（pivot shift，PS）评估而设计的软件导航设备。分别在重建手术之前、第一次重建手术后和第二次重建手术之后进行测量。对于动态评估（轴移试验），A 组的平均胫骨前移（anterior tibial translation，ATT）从术前（ACL 缺失）状态下的 15.0 ± 6.8mm 显著下降至 ACL 重建后的 9.4 ± 6.4mm 以及附加 ER 手术后的 8.5 ± 5.4mm；平均胫骨向前旋转（axial tibial rotation，ATR）分别从术前的 16.9° ± 4.7° 显著下降至 ACL 重建后的 11.6° ± 4.1° 以及附加 ER 手术后的 6.1° ± 2.2° 。B 组病例中，平均 ATT 从术前（ACL 缺陷）状态下的 12.5 ± 3.3mm 显著下降至外侧肌腱固定术（lateral tenodesis，LT）后的 9.1 ± 5.9mm，以及附加 ACL 重建后的 8.1 ± 5.4mm；平均 ATR 分别从术前的 16.0° ± 4.5° 显著下降至外侧肌腱固定术后的 9.2° ± 4.3° 和附加 ACL 重建术后的 7.5° ± 4.0° 。我们得出的结论是，解剖 ACL 重建和关节外重建手术（extra-articular reconstruction，EAR）在控制前后（anterior-posterior，AP）移位和胫骨旋转方面具有协同作用，且可以有效治疗 ALRI 并减少轴移现象 [17]（表 10.1）。

表 10.1 轴移试验的动态评估

A 组		B 组	
ATT	均数 ± 标准差（mm）	ATT	均数 ± 标准差（mm）
ACL 缺失	14.1 ± 3.7	ACL 缺失	13.5 ± 6.5
ACL 重建	6.0 ± 1.9*	ER	10.2 ± 3.2*
关节外重建	5.3 ± 1.6*	ACL 重建	4.0 ± 1.6*
ATR	均数 ± 标准差（度）	ATR	均数 ± 标准差（度）
ACL 缺失	35.7 ± 4.8	ACL 缺失	36.7 ± 4.8
ACL 重建	28.9 ± 4.1*	ER	26.2 ± 6.2*
关节外重建	20.9 ± 4.8*	ACL 重建	23.5 ± 4.9*

* 标记处为统计学分析具有显著性差异

10.3 手术技术

治疗前外侧二级稳定结构撕裂的手术技术包括修补和重建。

前外侧复合体修补的适应证仅限于伤后两周内实施手术的急性病例，此时损伤的结构仍处于愈合中的炎症反应期。更为重要的是，在急性期实施手术时，膝关节前外侧结构的损伤很容易识别出来并且可以更好地进行分类并实施修补。在 2017 年《关节镜杂志》上笔者发表的论文中，对前外侧复合体的损伤进行了如下的分类：Ⅰ型：单一层次内在不同水平发生撕裂的多水平撕裂，大体检查可见累及前外侧韧带（anterolateral ligament，ALL）区域并延伸至前外侧关节囊的出血；Ⅱ型：单一层次内在不同水平发生撕裂的多水平撕裂，大体检查可见出血从 ALL 和关节囊区域向后外侧关节囊延伸；Ⅲ型：完全的横行撕裂累及 ALL 区域，通常靠近其在外侧胫骨平台的附着点，位于外侧半月板以远；Ⅳ型：骨性撕脱（Segond 骨折）[18]。

如图 10.3 所示，笔者治疗前外侧结构急性损伤的方法是对其进行修补，同时附加关节囊的再收紧手术，以保护其不发生 ALL 和关节囊的弹性拉长，这种弹性拉长常伴随损伤。笔者使用可吸收缝线来修补和拉紧撕裂的韧带，而只有在Ⅲ型和Ⅳ型撕裂关节囊或碎骨折块需要重新复位并固定到骨性结构时我们才使用不可吸收缝线和锚钉。

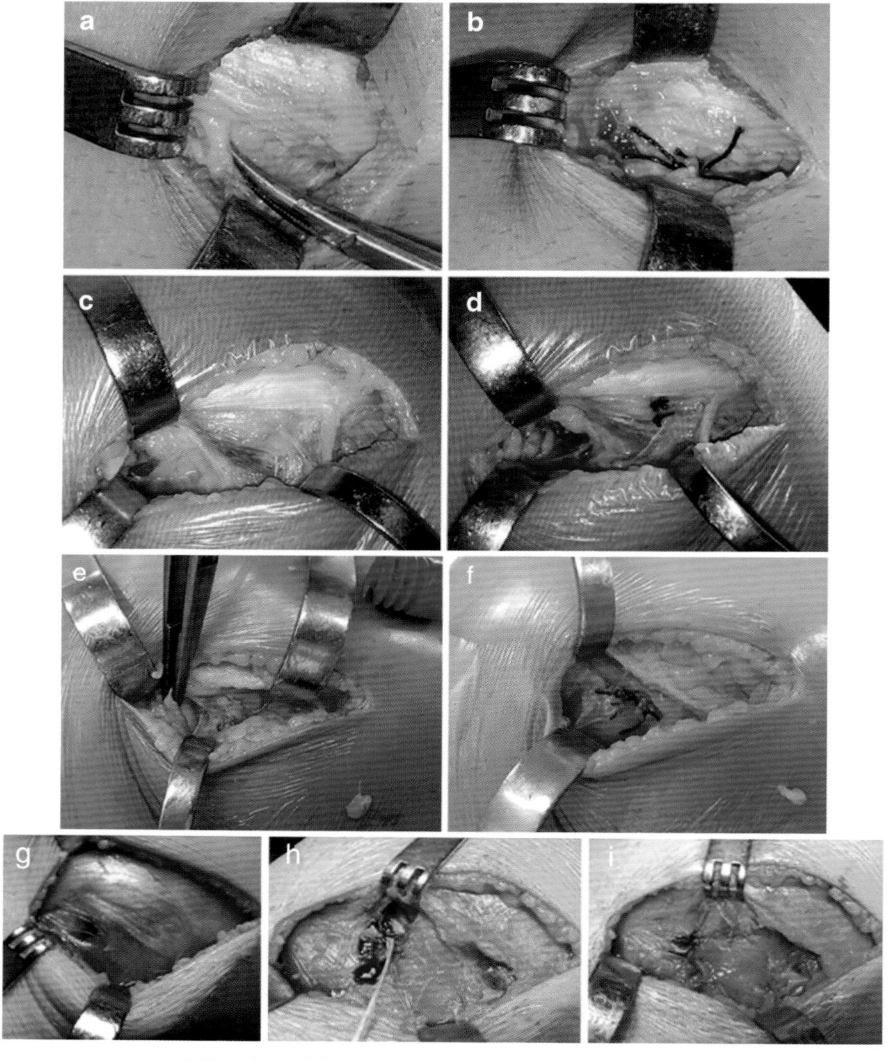

图 10.3 前外侧复合体损伤的分类和治疗，根据 Ferretti 等 [18] 的文献

（a, b）Ⅰ型损伤；（c, d）Ⅱ型损伤；（e, f）Ⅲ型损伤；（g, h, i）Ⅳ型损伤（Segond 骨折）

最近，在某些病例，笔者团队也使用不可吸收缝合线固定 ALL 在股骨和胫骨附着点上作为内支架（internal bracing）的功能使用以保护修复的组织在愈合阶段和康复期间免遭过度牵拉（图 10.4）[19]。

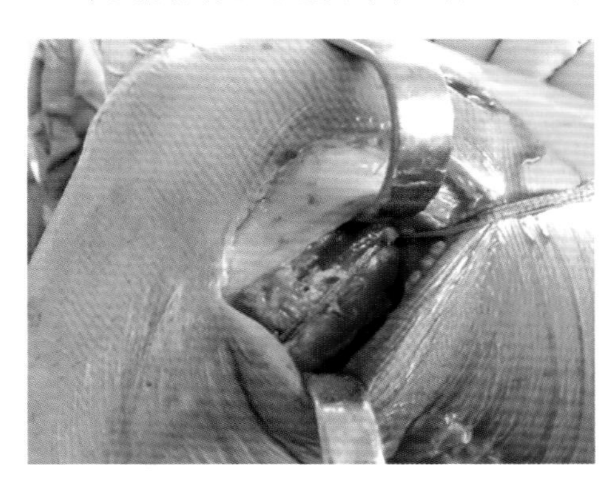

图 10.4　Ⅱ型损伤的治疗：采用修补 / 再收紧并通过前外侧韧带内支架技术进行加强

笔者团队使用导航系统评估了急性期进行 ALL 修补手术治疗的效果，研究表明，前外侧间室的修补对胫骨轴向旋转具有显著的治疗作用，统计学上分析具有显著意义（表 10.2）[20]。

表 10.2　ALL 修补对膝关节稳定性的作用 [20]

	ALL 和 ACL 手术前	ALL 手术后	ALL 和 ACL 手术后
胫骨前移，mm	15 ± 3	11 ± 2	6 ± 3*
胫骨旋转角度	22 ± 12	16 ± 3*	10 ± 4

*$P < 0.05$ ACL，前交叉韧带；ALL，前外侧韧带；mm，毫米，外侧间室的修补对胫骨轴向旋转 ATR 统计学分析具有显著的作用（P=0.001），对胫骨前移 ATT 具有很小的作用（P=0.18），附加 ACL 重建对 ATT 产生显著作用（P=0.01），对 ATR 具有较小的作用，统计学分析相差不显著（P=0.12）

重建技术可分类为解剖重建技术和非解剖重建技术。

非解剖技术是 20 世纪 70 年代实行的 ERs，主要受到 Lemaire 技术的启发。这些技术都很相似，基于带或不带固定的阔筋膜外侧肌腱固定术（lateral tenodesis，LT）。这些技术的目的是控制胫骨的内旋，因此作用于轴移（pivot shift，PS）现象的两个组成部分中的一个（旋转部分）。

由于这些技术会对正常的胫骨内旋产生限制，因此笔者更侧重不固定在骨性结构上的肌腱固定术，这样可以减少任何可能出现的膝关节过度旋转。自 20 世纪 80 年代早期以来，我们偏爱的是 Coker 和 Arnold 提出并改良的 McIntosh 技术 [21,22]。这种外侧肌腱固定术是将一长条的阔筋膜从近侧端离断，穿过外侧副韧带（lateral collateral ligament，LCL）下方，在屈膝 90° 外旋位，用可吸收缝线先将其固定至 LCL 上，然后折返再缝合固定于 Gerdy 结节上。这是一种全软组织技术而非将移植物固定到骨性结构上，并且在整个伸屈膝的 ROM 范围内具备一种自我调节的机制（图 10.5）。

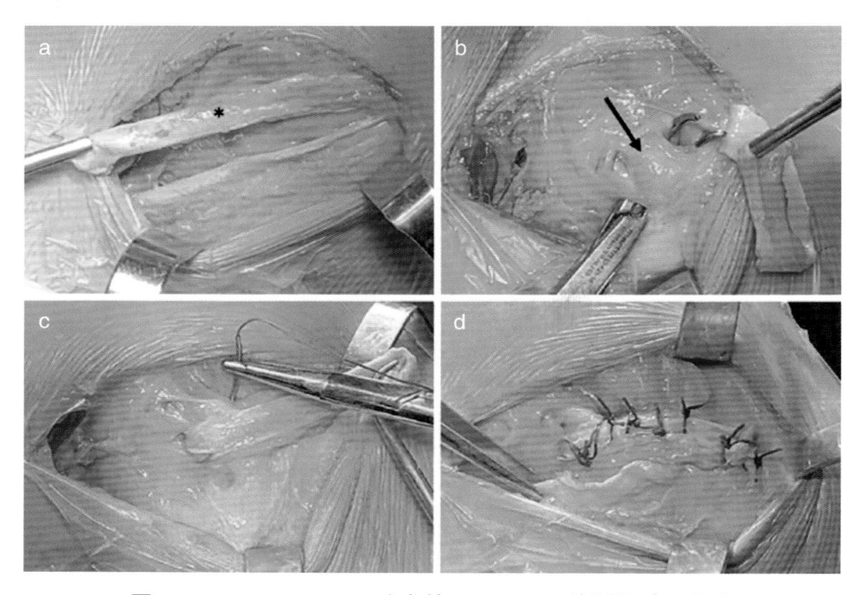

图 10.5　Coker-Arnold 改良的 Macintosh 外侧肌腱固定术

屈膝 90° 体位，取膝关节外侧的曲棍球杆式弧形切口，远端起自 Gerdy 结节，向近侧延伸至股骨外上髁下方附近，长度约 10 ～ 12 厘米（a）显露阔筋膜，在距离阔筋膜后缘约 3cm 处顺其纤维切开。后方保留 1 厘米宽度的髂胫束完整，向近端分离一条 1 厘米宽、13 厘米长的髂胫束长条并在近端将其切断，其在 Gerdy 结节上的远端附着点保持完整；（b）显露找出外侧副韧带，将髂胫束长条的近端部分穿过外侧副韧带下方；（c）将髂胫束条带折返，在胫骨最大外旋体位，用可吸收缝线在张力下将髂胫束条带缝合于外侧副韧带和 Gerdy 结节的骨膜上；（d）ER 手术完成后的图示

解剖技术基于 Steven Claes 于 2014 年提出的对 ALL 解剖的描述[23]。这些技术基于 ALL 的解剖重建，即通过使用软组织移植物（股薄肌腱或阔筋膜肌腱长条）并将其坚强地固定在 ALL 解剖止点骨性结构上（ALL 的股骨止点位于外上髁稍后并稍近侧的区域而胫骨止点则是位于腓骨头和 Gerdy 结节之间且关节线下方 1 厘米处）。在最为流行的解剖重建技术中有一种由 Sonnery-Cottet 等于 2015 年阐述的方法[24]。这一技术是采用微创手术的方法重建 ALL，包括使用双束股薄肌腱移植物重现 ALL 的 V 形解剖结构（图 10.6）。

笔者采用的解剖重建技术是 2016 年阐述的阔筋膜前外侧肌腱固定术（fascia lata anterolateral tenodesis，FLAT），采用这一技术可以同时重建前外侧韧带的两层（即浅层和深层），这两层结构分别代表了 Müller 所描述的前外侧股骨胫骨韧带（anterolateral femorotibial ligament，ALFTL）和 Claes 描述的 ALL（图 10.7）[25]。

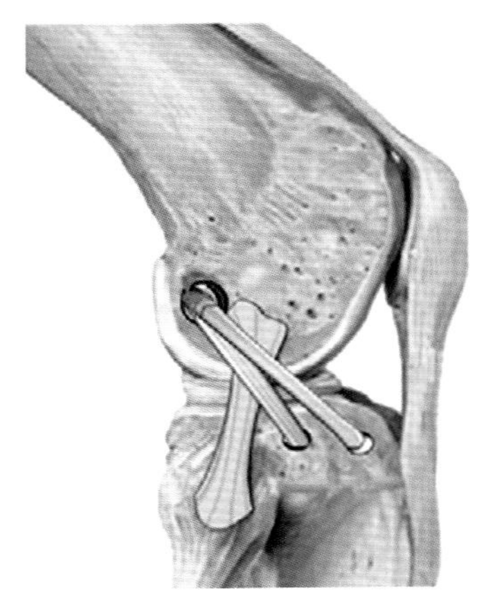

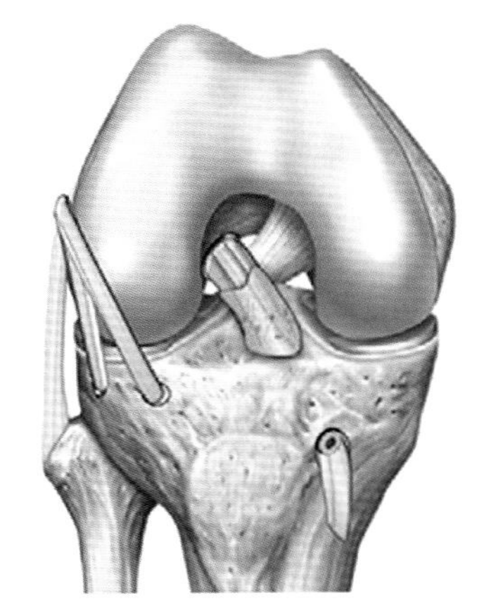

图 10.6　Sonnery-Cottet 提出的 ACL 和 ALL 重建技术

联合移植肌腱是由三股半腱肌肌腱和股薄肌腱组成。ACL 移植物由折叠为三股半腱肌肌腱和单股股薄肌肌腱组成，剩余长度的股薄肌腱用作 ALL 重建的移植物[25]。（致谢 Sonnery-Cottet 医生）

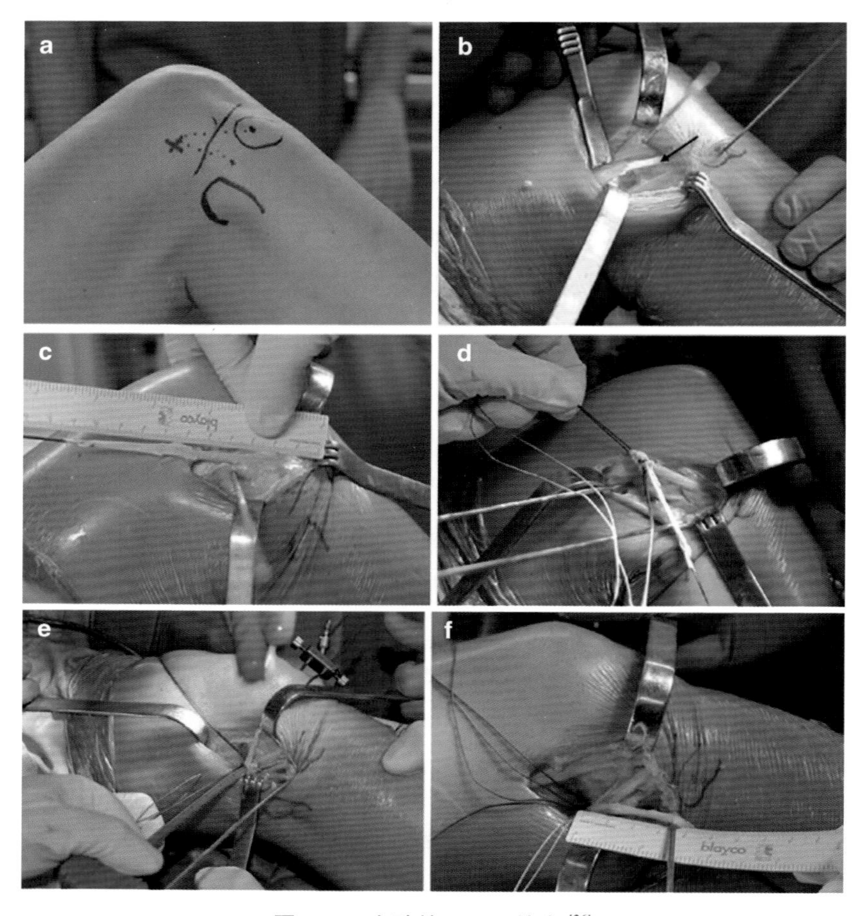

图 10.7 左膝的 FLAT 技术[26]

（a）解剖标志点的识别：股骨外上髁、Gerdy 结节和位于胫骨平台水平的 ALL 止点，测量三者之间的距离；（b）手术显露并找到髂胫束的中央部分（如箭头所示），采用由远及近的方式沿髂胫束纤维走行方向切取一条髂胫束长条；（c）测量 ITB 长条的长度，保持其位于 Gerdy 结节水平处止点的完整；（d）将移植物对折为双股并用缝线做锁边编织缝合；（e）移植物折返处缝合的缝线穿过无结锚钉的孔眼；（f）测量用于解剖 ALL 重建的筋膜束；（g）在膝关节完全伸直和旋转中立体位完成第 1 束的股骨侧固定，然后同样是在膝关节完全伸直和旋转中立体位完成第 2 束移植物的胫骨侧固定；（h）重建完成后的最终图示。第 1 束（如黑色箭头所示）起始于 Gerdy 结节直达前外侧韧带的股骨附着点，是前外侧关节囊的加强（即 Müller 的 ALFTL）；第 2 束（如蓝色箭头所示）固定于 ALL 的胫骨侧解剖止点处，相当于重建的 ALL（如 Claes 等所述）

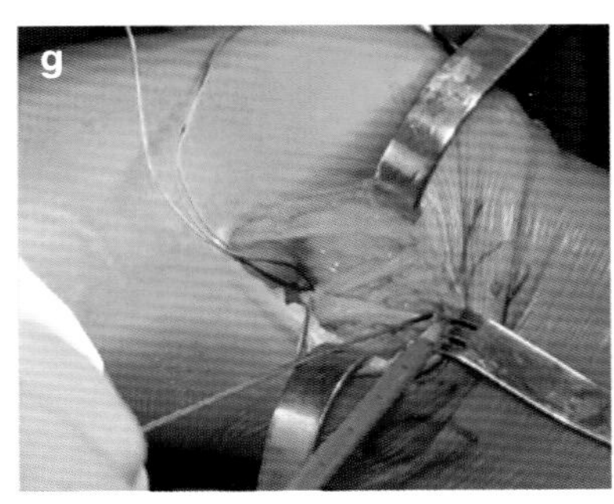

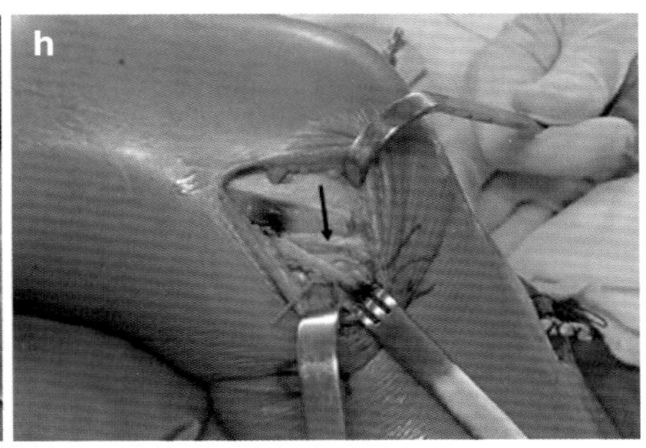

图 10.7　（续）

10.4　结果

正如 Michael J. Rossi 最近在《关节镜杂志》述评中指出的，“可被高度争议讨论的前外侧韧带（anterolateral ligament，ALL）及其应用于前交叉韧带重建（anterior cruciate ligament reconstruction，ACLR）手术中作为 ACL 缺失膝关节的强化手术，在现实中已经被广泛接受；证据将在临床结果中产生”[27]。事实上，生物力学结果不足以充分验证一种手术的有效性，因为这种有效性只能通过临床结果来证实。因此，只有长期随访的临床研究才能以患者陈述的结果和失败率证实一项手术技术的有效性。这样说来，笔者团队自 20 世纪 70 年代以来在 ERs 领域的长期经验是很有用的。这些手术技术曾经单独应用，也曾经用做关节内 ACL 重建的附加手术，这些手术方式基于笔者团队直至今天仍保持不变的原则：腘绳肌腱作为 ACL 关节内重建的首选移植物；由外向内技术钻取制备股骨隧道以确保移植物放置于解剖位；以及在需要时使用 ERs 手术。

我们研究组的第一篇关于 ERs 的论文发表于 1982 年 [28]。

我们使用 Hughston 报道的外侧和内侧韧带推移再收紧手术技术治疗了 48 例膝关节不稳定的病例，这种术式包括内侧的半膜肌和 POL 和外侧的股二头肌腱的推移再收紧手术。有 36 例患者是运动员，因膝关节不稳定而不得不退出运动生涯。有 8 例患者先前曾接受过半月板切除手术。

对 43 例患者进行了 15 ～ 60 个月的随访。其中 30 例能够进行体育活动，但只有 12 例达到顶级水平。手术失败 13 例，约 50% 的病例获得满意的临床结果。缘于这项令人失望的临床结果，我们得出结论单纯 ERs 手术无法充分地稳定膝关节，尤其是对运动员。从那时起，ERs 手术只与 IRs 一起联合应用。尽管采用了多项 ERs 手术技术，例如原创的 Lemaire 技术和 Andrews 技术，但我们最终选择了 Coker-Arnold 改良的 MacIntosh 技术，因其具有简单、可靠和低费用的优点，该技术仍是我们的首选技术。在那个时代，我们在关节内 ACL 重建手术同时附加 ERs 的适应证是基于术前通过 Jerk 试验评估旋转不稳定的等级程度以及评估是否参与高风险运动。多年来，我们发表了几篇关于这一特定人群的论文，该人群由急性或慢性 ALRI 的高风险运动员（主要是排球和足球运动员）组成[29-31]。

1992 年，笔者发表了一篇关于排球运动员膝关节韧带损伤的论文。这是一篇对 52 名职业排球运动员实施 ACL 重建手术的报告。有 30 例急性损伤患者实施了 ACL 重建手术并同时进行了前内侧和 / 或前外侧结构的修补，22 例慢性损伤病例接受了 ACL 重建同时附加了 ER 手术（11 例采用 Andrews 技术，11 例采用 Coker-Arnold 技术）。有 40 例患者获得了随访，其中 25 例患者重返运动场地并恢复至与伤前相同的运动水平[29]。

2016 年，笔者又发表了一组 16 例女性职业足球运动员接受 ACL 重建附加 Coker-Arnold 改良的 ER 手术的病例系列研究。所有运动员都重返运动场地并恢复到受伤前的职业水平，并且没有出现并发症或失败[32]。

另一项重要的队列研究是为了评估在 IRs 手术的同时附加 ERs 手术的有效性，这一组病例系列包含了 111 例儿童和青少年病例，已有文献广泛报道儿童和青少年病例 ACL 重建手术的结果不如成人且令人失望。

该研究共纳入 111 例病例，平均随访时间为 43.8 个月。有 40 例患者接受了单纯 ACL 重建手术，71 例患者接受了 ACL 重建手术附加 Coker-Arnold 改良的 McIntosh 手术术式。ACL 重建手术附加外侧的关节外肌腱固定术组移植物断裂的发生率比单纯 ACL 重建组更低，统计学分析具有显著性差异（优势比 OR 值 15.9，P=0.012），ACL 重建附加关节外肌腱固定术与更好的膝关节稳定性和 Tegner 活动水平相关且具有统计学分析的显著性差异，并且没有非移植物断裂相关的再手术或并发症发生率的增加。

然而，笔者团队发表的最为重要的论文是关于 ACL 重建和 ERs 手术的长期临床结果，刊登于 2016 年的《关节镜杂志》。笔者团队报告了 150 例患者至少 10 年的随访结果。有 75 例患者接受了单纯的 ACL 解剖单束重建手术，75 例患者接受了 ACL 重建附加 ER 手术的治疗。在末次随访中，笔者团队报道了两组病例在患者方报告的临床结果方面具有相似的结果。但 ACL 重建组中有 7 例失败，而 ACL 重建附加 ER 手术组没有观察到失败病例。即使在手术时表现为更加严重的旋转不稳定患者（2 级或者 3 级轴移阳性），还有对具有更高失败风险的患者（参与旋转运动），在 ACL 重建手术同时附加 ER 手术也能显著减少失败率[33]。因此，在 Snowmass 会议 25 年之后，由于手术技术和康复技术的提高，ERs 的基本生物力学原理被成功应用于临床实践。事实上，在过去十年中，许多论文得以发表并明确地证实了 ERs 的重要性，无论使用哪一项技术，在患者满意度、失败率减少以及对移植物和半月板缝合的保护方面都具有重要意义[34-36]。

出于这一原因，形成有关在 ACL 重建手术的同时附加 ER 手术适应证的共识：

- 严重的旋转不稳定（术前爆炸式轴移阳性）的 ACL 损伤。
- 女性运动员 ACL 损伤。
- 合并 Segond 骨折的 ACL 损伤。
- ACL 翻修手术。
- 青少年 ACL 损伤患者。

（胡 勇 译）

参考文献

[1] Slocum DB, Larson RL. Rotatory instability of the knee. Its pathogenesis and a clinical test to demonstrate its presence. J Bone Joint Surg Am. 1968;50:211-25.

[2] Galway HR, MacIntosh DL. The lateral pivot shift: a symptom and sign of anterior cruciate ligament insufficiency. Clin Orthop Relat Res. 1980;147:45-50.

[3] Bull AMJ, Amis AA. The pivot-shift phenomenon: A clinical and biomechanical perspective. Knee; 1998.

[4] Slette EL, Mikula JD, Schon JM, Marchetti DC, Kheir MM, Turnbull TL, LaPrade RF. Biomechanical results of lateral extra-articular tenodesis procedures of the knee: a systematic review. Arthroscopy. 2016;32(12):2592-611.

[5] Lemaire M. Ruptures anciennes du ligament croisé antérieur. J Chir. 1967; 93(3): 311-20.

[6] Pearl AJ, Bergfeld JA. Extra-articular reconstruction in the anterior cruciate ligament defcient knee. Snowmass: AOSSM; 1989.

[7] Clancy WG, Nelson DA, Reider B, Narechania RG. Anterior cruciate ligament reconstruction using one-third of the patellar ligament, augmented by extra-articular tendon transfers. J Bone Joint Surg Am. 1982;64:352-9.

[8] Getgood AMJ, Bryant DM, Litchfeld R, Heard M, McCormack RG, Rezansoff A, Peterson D, Bardana D, MacDonald PB, Verdonk PCM, Spalding T, Willits K, Birmingham T, Hewison C, Wanlin S, Firth A, Pinto R, Martindale A, O'Neill L, Jennings M, Daniluk M, Boyer D, Zomar M, Moon K, Pritchett R, Payne K, Fan B, Mohan B, Buchko GM, Hiemstra LA, Kerslake S, Tynedal J, Stranges G, Mcrae S, Gullett LA, Brown H, Legary A, Longo A, Christian M, Ferguson C, Mohtadi N, Barber R, Chan D, Campbell C, Garven A, Pulsifer K, Mayer M, Simunovic N, Duong A, Robinson D, Levy D, Skelly M, Shanmugaraj A, Howells F, Tough M, Spalding T, Thompson P, Metcalfe A, Asplin L, Dube A, Clarkson L, Brown J, Bolsover A, Bradshaw C, Belgrove L, Millan F, Turner S, Verdugo S, Lowe J, Dunne D, McGowan K, Suddens CM, Declercq G, Vuylsteke K, Van Haver M. Lateral Extra-articular Tenodesis Reduces Failure of Hamstring Tendon Autograft Anterior Cruciate Ligament Reconstruction: 2-Year Outcomes From the STABILITY Study Randomized Clinical Trial. Am J Sports Med. 2020;48:285-97.

[9] Amis AA. Anterolateral knee biomechanics. Knee Surg Sports Traumatol Arthrosc. 2017;25:1015-23.

[10] Kennedy MI, Claes S, Fuso FAF, Williams BT, Goldsmith MT, Turnbull TL, Wijdicks CA, LaPrade RF. The Anterolateral Ligament: An Anatomic, Radiographic,

and Biomechanical Analysis. Am J Sports Med. 2015;43:1606-15.

[11] Engebretsen L, Lew WD, Lewis JL, Hunter RE. The effect of an iliotibial tenodesis on intraarticular graft forces and knee joint motion. Am J Sports Med. 1990; 18: 169-76.

[12] Draganich LF, Reider B, Ling M, Samuelson M. An in vitro study of an intraarticular and extraarticular reconstruction in the anterior cruciate ligament defcient knee. Am J Sports Med. 1990;18(3):262-6.

[13] Marom N, Ouanezar H, Jahandar H, Zayyad ZA, Fraychineaud T, Hurwit D, Imhauser CW, Wickiewicz TL, Pearle AD, Nawabi DH. Lateral Extra-articular Tenodesis Reduces Anterior Cruciate Ligament Graft Force and Anterior Tibial Translation in Response to Applied Pivoting and Anterior Drawer Loads. Am J Sports Med. 2020;48:3183-93.

[14] Cavaignac E, Mesnier T, Marot V, Fernandez A, Faruch M, Berard E, Sonnery-Cottet B. Effect of Lateral Extra-articular Tenodesis on Anterior Cruciate Ligament Graft Incorporation. Orthop J Sport Med. 2020;8:2325967120960097.

[15] Kittl C, El-Daou H, Athwal KK, Gupte CM, Weiler A, Williams A, Amis AA. The role of the anterolateral structures and the ACL in controlling laxity of the intact and ACL-defcient knee. Am J Sports Med. 2016;44:345-54.

[16] Monaco E, Ferretti A, Labianca L, Maestri B, Speranza A, Kelly MJ, D'Arrigo C. Navigated knee kinematics after cutting of the ACL and its secondary restraint. Knee Surg Sport Traumatol Arthrosc. 2012;20:870-7.

[17] Monaco E, Maestri B, Conteduca F, Mazza D, Iorio C, Ferretti A. Extra-articular ACL reconstruction and pivot shift: In vivo dynamic evaluation with navigation. Am J Sports Med. 2014;42:1669-74.

[18] Ferretti A, Monaco E, Fabbri M, Maestri B, De Carli A. Prevalence and classification of injuries of anterolateral complex in acute anterior cruciate ligament tears. Arthroscopy. 2017;33:147-54.

[19] Monaco E, Mazza D, Redler A, Drogo P, Wolf MR, Ferretti A. Anterolateral ligament repair augmented with suture tape in acute anterior cruciate ligament reconstruction. Arthrosc Tech. 2019;8:e369-73.

[20] Monaco E, Ponzo A, Lupariello D, Rota P, Fabbri M, Lanzetti R, Mazza D, Ferretti A. Repair of anterolateral ligament injuries in acute anterior cruciate ligament tears: an in vivo study using navigation. Muscles Ligaments Tendons J. 2019;

[21] Ireland J, Trickey EL. Macintosh tenodesis for anterolateral instability of the knee. J Bone Joint Surg Br. 1980;62:340-5.

[22] Arnold JA. A lateral extra-articular tenodesis for anterior cruciate ligament deficiency of the knee. Orthop Clin North Am. 1985;16:213-22.

[23] Claes S, Vereecke E, Maes M, Victor J, Verdonk P, Bellemans J. Anatomy of the anterolateral ligament of the knee. J Anat. 2013;223:321-8.

[24] Sonnery-Cottet B, Thaunat M, Freychet B, Pupim BHB, Murphy CG, Claes S. Outcome of a combined anterior cruciate ligament and anterolateral ligament reconstruction technique with a minimum 2-year follow-up. Am J Sports Med. 2015;43:1598-605.

[25] Saithna A, Thaunat M, Delaloye JR, Ouanezar H, Fayard JM, Sonnery-Cottet B. Combined ACL and anterolateral ligament reconstruction. JBJS Essent Surg Tech. 2018;

[26] Ferretti A, Monaco E, Fabbri M, Mazza D, De Carli A. The Fascia Lata anterolateral tenodesis technique. Arthrosc Tech. 2017;6:e81-6.

[27] Rossi MJ. Editorial commentary: anterolateral ligament augmentation for the anterior cruciate ligament-deficient knee debate-the proof is in the pudding. Arthroscopy. 2019;35:893-5.

[28] Perugia L, Puddu G, Mariani PP, Ferretti A. Chronic anteromedial and anterolateral instability of the knee in athletes. Results of treatment with peripheral surgery. Rev Chir Orthop Reparatrice Appar Mot. 1982;68:365-8.

[29] Ferretti A, Papandrea P, Conteduca F, Mariani PP. Knee ligament injuries in volleyball players. Am J Sports Med. 1992;20:203-7.

[30] Ferretti A, De Carli A, Conteduca F, Mariani PP, Fontana M. The results of reconstruction of the anterior cruciate ligament with semitendinosus and gracilis tendons in chronic laxity of the knee. Ital J Orthop Traumatol. 1989;15:415-24.

[31] Ferretti A, Conteduca F, De Carli A, Fontana M, Mariani PP. Results of reconstruction of the anterior cruciate ligament with the tendons of semitendinosus and gracilis in acute capsulo-ligamentous lesions of the knee. Ital J Orthop Traumatol. 1990;16:452-8.

[32] Guzzini M, Mazza D, Fabbri M, Lanzetti R, Redler A, Iorio C, Monaco E, Ferretti A. Extra-articular tenodesis combined with an anterior cruciate ligament reconstruction in acute anterior cruciate ligament tear in elite female football players. Int Orthop. 2016;40:2091-6.

[33] Ferretti A, Monaco E, Ponzo A, Basiglini L, Iorio R, Caperna L, Conteduca F. Combined intra-articular and extra-articular reconstruction in anterior cruciate ligament-defcient knee: 25 years later. Arthroscopy. 2016;32:2039-47.

[34] Marcacci M, Zaffagnini S, Giordano G, Iacono F, Lo PM. Anterior cruciate ligament reconstruction associated with extra-articular tenodesis: a prospective clinical and radiographic evaluation with 10- to 13-year follow-up. Am J Sports Med. 2009;37:707-14.

[35] Grassi A, Zicaro JP, Costa-Paz M, Samuelsson K, Wilson A, Zaffagnini S, Condello V. Good mid-term outcomes and low rates of residual rotatory laxity, complications and failures after revision anterior cruciate ligament reconstruction (ACL) and lateral extra-articular tenodesis (LET). Knee Surg Sports Traumatol Arthrosc. 2020;28:418-31.
[36] Kandhari V, Vieira TD, Ouanezar H, Praz C, Rosenstiel N, Pioger C, Franck F, Saithna A, Sonnery-Cottet B. Clinical outcomes of arthroscopic primary anterior cruciate ligament repair: a systematic review from the scientific anterior cruciate Ligament Network International Study Group. Arthroscopy. 2020;36:594-612.

第 11 章　ACL 翻修重建

◆ Andrea Ferretti, Andrea Redler　著

现代 ACL 手术可追溯到 20 世纪 70 年代末和 80 年代初，当时关节内 ACL 重建术几乎全部在骨科亚专业进行。到了 20 世纪 90 年代，这些技术开始在世界各地推广，很快成为最常见的骨科手术之一，仅在美国每年就有大约 10 万例新发 ACL 损伤 [1]。

多年来，尽管在移植物选择、隧道定位、移植物固定和康复方面取得了显著的进步，并可预测结果，但大多数研究报告 ACL 重建的临床失败率在 8% ~ 10%，在年轻人和运动人群中可达峰值 25%[2]。因此，随着初次 ACL 重建手术量的增加，翻修手术的数量也随之增加。2006 年，笔者团队在 JBJS 上发表了第一篇关于 ACL 翻修的论文，报告了 1997 年至 2003 年的 7 年间收集的 30 例患者的临床和手术结果。2013 年手术病例数上升至 132 例 [3,4]。

前交叉韧带重建的失败可能是手术技术错误、移植物的生物排斥、新的创伤、未能解决患者的解剖异常或未能充分处理合并损伤（膝关节前外侧间室的二级稳定结构的撕裂）。虽然新的创伤可能难以避免，但一些可改变的、与手术相关的因素，如重建原有 ACL 解剖和功能的准确性、正确的移植物选择和对合并损伤进行恰当的治疗，或许是预防 ACL 重建失败的关键可控因素。

与初次重建不同，翻修手术必须进行细致的术前规划，包括评估前

一次手术失败的原因，进而避免再次手术。无论使用何种移植物，隧道的位置及术后可能出现的扩张以及固定装置的留置位置都是需要考虑的重要因素。避免新隧道与旧隧道的交汇或重叠可使植骨固定更牢固，从而更快地融合。只有当固定装置确实影响了新隧道时才可以移除，因为移除固定装置可能导致严重的骨流失和 / 或周围骨质强度的减弱。

在翻修病例中的关节外重建是另一个值得关注的问题。事实上，正如最近的论文所报道的那样，翻修似乎是关节内外联合手术的最共认的适应证[5,6]。

笔者团队的第一个有充分记录的 ACL 翻修病例可以追溯到 1997 年。我们在第一个病例中谨慎地挑战了所有与翻修相关的问题。

当时，被转诊到笔者团队的大多数患者都因为自体 BPTB 移植物垂直放置在非解剖位而进行的 ACL 重建手术（图 11.1）。

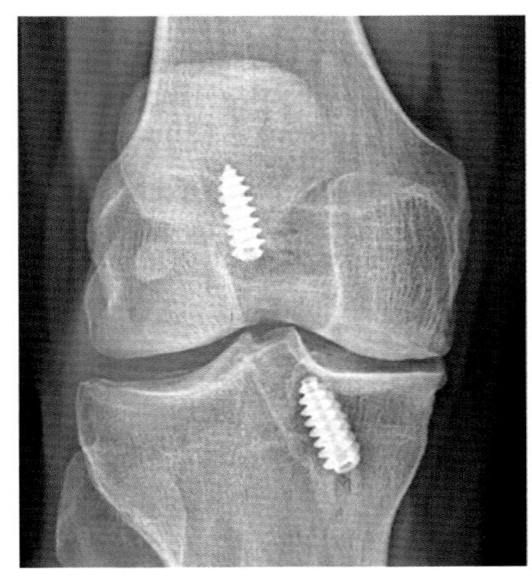
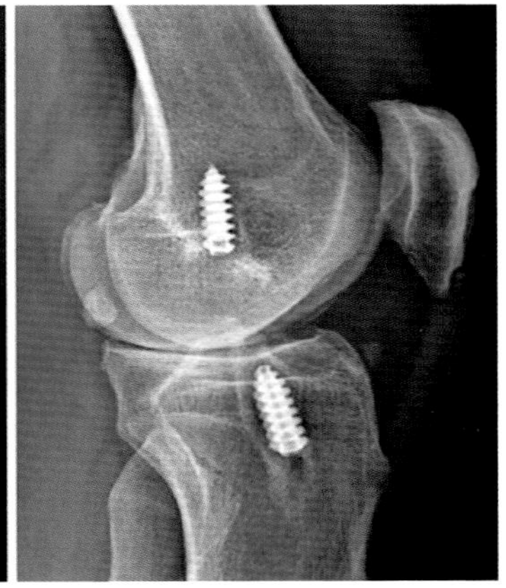

图 11.1　单切口非解剖垂直放置 BPTB 移植物的失败病例（Rosenberg 技术）

笔者团队在上述所有病例中采用了标准的、放置于解剖位的腘绳肌腱的 ACL 重建手术，股骨隧道的制备采用由外向内钻取技术。这是最简单、最合理的方法，避免了对原有股骨隧道的任何影响（图 11.2）。

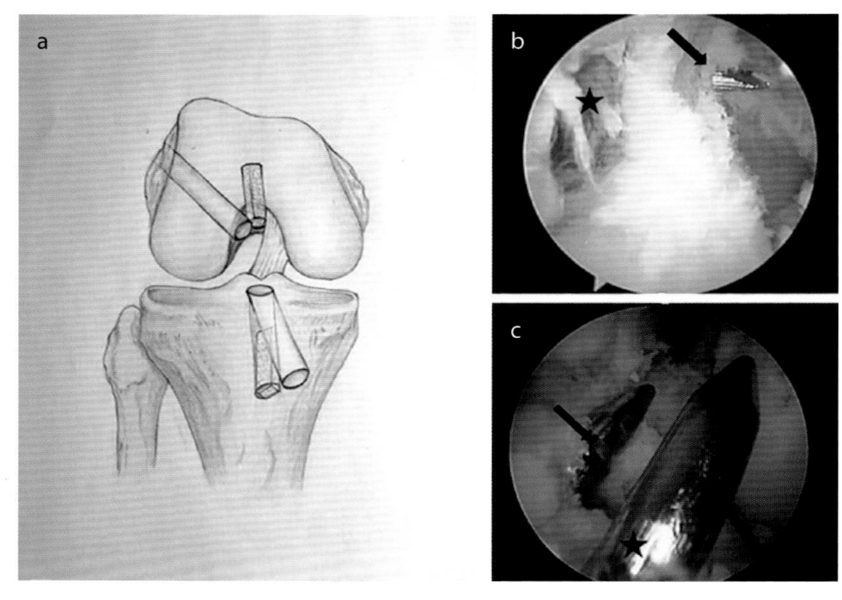

图 11.2

（a）隧道独立钻孔；外入路技术通常避免对原先股骨隧道的任何影响（由 Ferdinando Iannotti 提供）；（b）显示原先错误的股骨隧道位于胫骨髁向隆起前（黑星）；K 导丝的尖端放置在 ACL 的股附着点中，刚好在过顶位置的前面（黑色箭头）。图 c 显示了错误的胫骨前隧道（黑星），而黑色箭头表示新的胫骨隧道

然而，在大多数病例中，胫骨隧道定位和移植物胫骨端固定仍然是主要问题，因为新旧交汇或重叠永远无法避免。笔者团队于 2000 年推出的 Evolgate 固定装置具有优异的力学性能，用于牢固固定软组织移植物（如腘绳肌腱）的胫骨端，即使在严重的骨质疏松或出口隧道交汇的情况下也可以可靠的固定[7]。Evolgate 固定装置由钛合金制成的三个部分组成：一个线圈（一个长 21mm、直径 10mm 的螺旋）和一个位于一端的尖钉，一个 9 × 20mm 的螺钉和一个垫圈（图 11.3、图 11.4）。

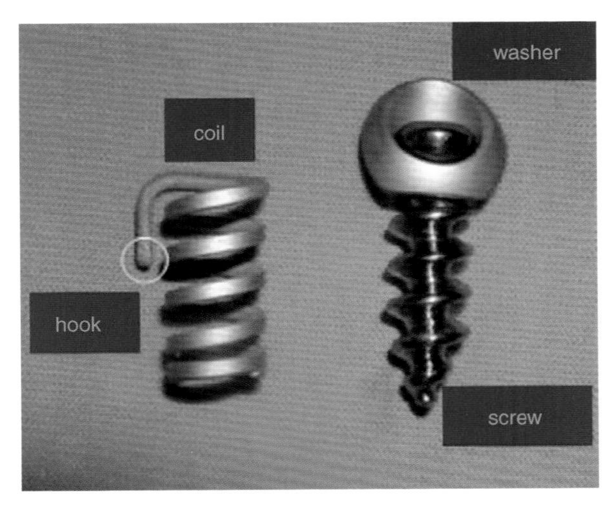

图 11.3 Evolgate 由三个部件组成：顶部带钉的线圈

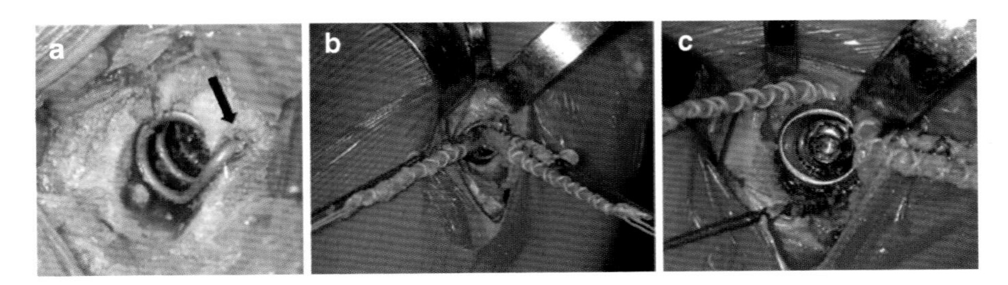

图 11.4 Evolgate 对腘绳肌游离端胫骨固定

（a）固定在胫骨隧道内的线圈（黑色箭头表示钩）；（b）从隧道伸出的肌腱；（c）用螺钉和垫圈固定

在将肌腱拉入胫骨隧道之前，用专用的器具将螺旋插入胫骨隧道，并使长钉刺穿预先钻孔的胫骨皮质。将肌腱穿过骨隧道并固定在股骨侧后，适当地牵拉胫骨隧道外的四根肌腱末端。然后插入螺钉和垫圈，挤压肌腱和 Evolgate 螺旋，直到垫圈卡压在胫骨皮质上。拧紧时，长钉阻止螺旋旋转。几项生物力学研究表明，隧道壁的加固和使用挤压螺钉提供了非常可靠的固定 [7,8]。

关于股骨固定，笔者团队倾向于使用悬吊装置（Swing Bridge），它的皮质骨抓持力提供了可靠的固定（图 11.5）。此外，在固定双侧（胫骨和股骨）后，摆动桥可通过简单的旋转装置来调整重建的前交叉韧带的张力（图 11.5a）。

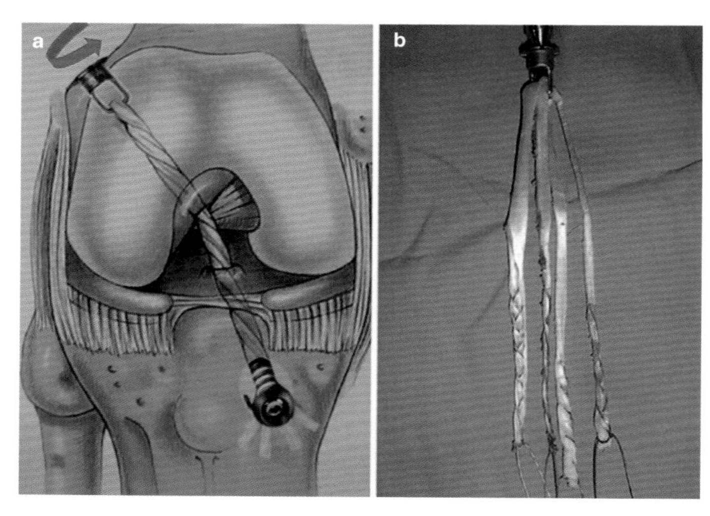

图 11.5

（a）股骨皮质固定：除了提供优异的强度外，使用 Swing Bridge 可以使新的韧带保持张力，即使在胫骨端固定后，也可以进一步旋紧［图（a）红色箭头）］（获许可，自 Citieffe 公司产品目录，博洛尼亚，意大利）。图（b）显示了股薄肌和半腱肌在对折后安放于 Swing Bridge 上

如前所述，应拆除以前的固定装置，以避免对新隧道产生影响。移除固定装置会导致骨流失，可能会削弱固定部位的强度。

术前准确检查固定装置的实际位置，合理规划新隧道的位置和方向，可以在翻修手术中保留大部分原有的固定装置（图 11.6）。

笔者团队所有的病例均采用非激进的术后康复治疗。膝关节置于完全伸直支具中 2 ~ 3 周，在可耐受的情况下使用拐杖负重。然后鼓励患者进行渐进性的关节活动度练习。5 ~ 6 周时停用支具，允许患者不使用拐杖负重。术后 2 ~ 4 个月进行肌肉强化训练，术后 4 ~ 6 个月逐渐恢复运动训练。

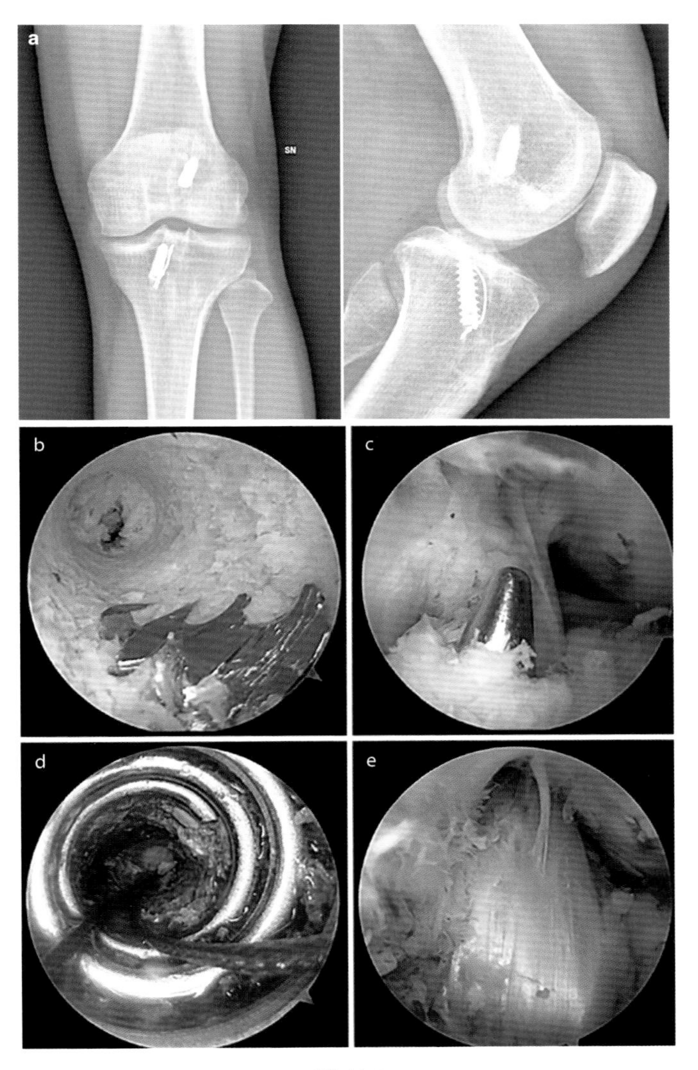

图 11.6

（a）应用 BPTB 进行 ACL 重建失败病例的术前 X 线片。胫骨固定装置可能干扰新隧道；（b）为了避免取出螺钉，在与先前的隧道相切的位置钻一个新的胫骨隧道（关节镜放置于骨隧道内显示先前植入的挤压螺钉的螺纹）；（c）在解剖学前交叉韧带足迹中出现胫骨隧道；（d）安放 Evolgate 的螺旋部件，占据胫骨隧道的远端一半；（e）张力充足的 DGST 移植物放置在适当的位置；（f）术后 X 线片显示旧的和新的固定装置

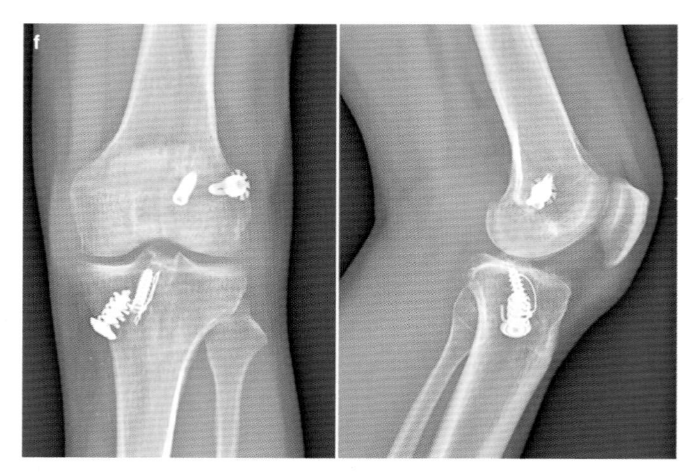

图 11.6 （续）

在 2006 年的论文中，笔者团队介绍了 30 例患者中的 28 例采用双半腱肌和股薄肌肌腱移植联合关节外稳定手术进行 ACL 翻修的手术结果。这 28 例患者均在外院行初次 ACL 重建，其中 26 例患者使用 BPTB 移植物，4 例患者使用人工韧带。从初次重建到翻修的平均时间为 5 年（1 ~ 11 年）。所有病例均采用相同的手术技术（根据 Coker 和 Arnold 改良的 McIntosh 技术，在关节镜辅助下进行双切口解剖性腘绳肌重建以及关节外阔筋膜重建）。在 4 例患者中，由于在移除预先存在的固定装置时遇到困难，导致骨隧道过度扩大，因此进行了两阶段手术。两阶段手术可追溯到 Evolgate 固定技术被引入之前。除了重建手术外，还进行了 6 例外侧和 3 例内侧半月板部分切除术。

随访时，主客观平均 ISAKOS 评分为 84 ± 12，其中 A 级 15 例，B 级 11 例，C 级 2 例，无 D 级。

除一名病人外，所有病人都对手术满意。然而，只有 20% 的人恢复了与受伤前相同的运动训练和强度，30% 的人恢复了先前的运动训练但强度较低。

总体失败率为 10%（28 次翻修中有 3 次）。

这种前交叉韧带翻修手术技术的早期结果鼓舞了，并将其发扬光大，将腘绳肌（从对侧获取）的使用扩展到先前同侧腘绳肌前交叉韧带重建失败的病例上。

笔者团队在 ACL 翻修手术中使用对侧腘绳肌腱的初步临床经验发表于 2011 年[10]。报道了在 2005—2008 年收集的 12 例前交叉韧带翻修手术中，使用对侧腘绳肌腱作为前交叉韧带移植物并进行关节外（Coker-Arnold）重建的至少两年随访的结果。本研究最重要的发现是，在随访中，恢复工作和恢复体育活动的能力以及主观膝关节功能和膝关节稳定性都得到了显着改善。该结果与文献中报道的最令人满意的结果一致。以轴移 2 级或 3 级和 / 或 KT1000 双侧关节测量差值＞ 5 mm 作为失效定义，仅 1 例发生失效（8.4%）。由于从健康侧膝关节采集肌腱，供体部位的损伤可能是一个主要问题，因此在随访时对其进行了仔细评估。在笔者团队的病例系列中，肌腱的获取使用了标准技术和市售的肌腱剥离器，无需止血带。术后供侧无须佩戴支具或特殊的康复训练，允许患者在可耐受的情况下负重。未观察到并发症，主观评价时，无患者抱怨取腱部位出现问题，所有患者随访时 Lysholm 评分和 IKDC 主观评分均为 100 分。

2018 年发表在《关节镜杂志》上的一篇论文全面介绍了笔者团队在前交叉韧带翻修重建中使用腘绳肌联合外侧关节外手术的整体经验，文中回顾了笔者团队从 1997—2013 年进行手术的 132 例患者中的 118 例，平均随访时间超过 10 年（3 ～ 19 年）。在随访中，与术前评估相比，患者报告的结果、临床和关节测量结果均有显著改善（表 11.1）。

在客观评估时，患者的稳定性测试有显著改善，无活动范围缩小的病例。9 例患者在 KT-1000 或 2+ 轴移试验中出现了＞ 5 mm 的双侧关节测量差异，被认为失败（＜ 8%）。所有患者均恢复了日常生活活动。在这些患者中，49 例（41.5%）恢复到他们期望的运动训练和强度；31 例（26.3%）因手术膝关节以外的其他原因更喜欢负担较小的活动。38 例（32.2%）恢复了原来的运动训练但运动水平较低。

笔者团队推测这一系列观察到的低失败率是由于在关节内重建的基础上增加了外侧关节外重建。事实上，翻修手术是目前公认的在关节内重建加入外侧肌腱固定术的适应证[11]。

表 11.1 临床和关节评测结果

	术前评估	随访评估	*T* 检验
Tegner 评分 (SD)	3.6 ± 1.8	5.7 ± 1.9	$P < 0.0001$
Lysholm 评分 (SD)	66.98 ± 19.8	90.0 ± 7.2	$P < 0.0001$
IKDC 主观评分	70.3 ± 8.4	85.7 ± 12.3	$P < 0.0001$
IKDC 客观评分			
A	0	53(45.0)	$P < 0.0001$
B	0	56(47.5)	
C	36(30.5)	9(7.5)	
D	82(69.5)	0(0)	
轴移分级 , *n*(%)			
Negative/()	0(0)	82(69.5)	$P < 0.0001$
1+(glide)	26(22)	32(27.1)	
2+(clunk)	51(43.2)	4(3.4)	
3+(sublux)	41(34.7)	0(0)	
KT-1000, mm	7.2 ± 2.6	2.2 ± 1.6	$P < 0.0001$
KT-1000, *n*(%)			
< 3 mm	0	61(51.7)	$P < 0.0001$
3 ~ 5 mm	19	48(40.6)	
> 3 mm	99	9(7.7)	

ACL 损伤和重建后骨关节炎的发生率是另一个研究热点，无论进行何种重建，大量年轻患者在 ACL 重建后出现了退行性关节疾病[9,12]。此外，即使采用类似的关节内和关节外联合重建技术，ACL 重建翻修后骨关节病的发生率似乎高于初次 ACL 重建。在笔者团队的研究中，随访时的影像学评估显示 25% 的病例有严重退行性关节疾病的征象。骨关节炎的影像学征象如此普遍，可能是大量不稳定事件导致 ACL 失效，以及在翻修病例中遇到的较高的软骨和半月板撕裂率（在我们的病例系列中高达 70%）。事实上，半月板切除术作为 ACL 缺失重建后膝关节影像学和

临床效果的指标。

近年来，加速康复已成为 ACL 重建术后的标准流程之一。众所周知，牢靠的生物固定和肌腱 - 骨愈合至少需要 12 周[13]。因此，加速康复和与之相关的隧道内移植物的微运动可能损害骨 - 肌腱界面，导致生物固定不良[14]。当使用腘绳肌腱移植物时，特别是在翻修病例中，甚至在使用了可靠的固定装置的情况下，相信一个循序渐进的康复计划是有益的，就像笔者团队的研究中使用的计划那种[3]。

总之，在中长期随访中，双半腱肌和股薄肌联合关节外重建翻修前交叉韧带可以持续改善临床结果。半月板切除术是导致退行性骨关节影像学征象恶化的主要因素。

（张　辉　译）

参考文献

[1] Gianotti SM, Marshall SW, Hume PA, Bunt L. Incidence of anterior cruciate ligament injury and other knee ligament injuries: a national population-based study. J Sci Med Sport. 2009;12:622-7.

[2] Wright RW, Gill CS, Chen L, et al. Outcome of revision anterior cruciate ligament reconstruction: a systematic review. J Bone Joint Surg Am. 2012;94:531-6.

[3] Ferretti A, Conteduca F, Monaco E, De Carli A, D'Arrigo C. Revision anterior cruciate ligament reconstruction with doubled semitendinosus and gracilis tendons and lateral extraarticular reconstruction. J Bone Joint Surg Am. 2006;88(11):2373-9. https://doi.org/10.2106/JBJS.F.00064. PMID: 17079393.

[4] Redler A, Iorio R, Monaco E, Puglia F, Wolf MR, Mazza D, Ferretti A. Revision anterior cruciate ligament reconstruction with hamstrings and extra-articular tenodesis: a mid- to long-term clinical and radiological study. Arthroscopy. 2018;34(12):3204-13. https://doi.org/10.1016/j.arthr o.2018.05.045.Epub 2018 Oct 3. PMID: 30292594.

[5] Trojani C, Beaufls P, Burdin G, et al. Revision ACL reconstruction: infuence of a lateral tenodesis. Knee Surg Sports Traumatol Arthrosc. 2012;20:1565-70.

[6] Ventura A, Legnani C, Boisio F, Borgo E, Peretti GM. The association of extra-articular tenodesis restores rotational stability more effectively compared to

contralateral hamstring tendon autografts ACL reconstruction alone in patients undergoing ACL revision surgery. Orthop Traumatol Surg Res. 2021;107(2):102739.

[7] Ferretti A, Conteduca F, Morelli F, Ticca L, Monaco E. The Evolgate: a method to improve the pullout strength of interference screws in tibial fixation of anterior cruciate ligament reconstruction with doubled gracilis and semitendinosus tendons. Arthroscopy. 2003;19:936-40.

[8] Ferretti A, Conteduca F, Labianca L, Monaco E, De Carli A. Evolgate fixation of doubled flexor graft in anterior cruciate ligament reconstruction: biomechanical evaluation with cyclic loading. Am J Sports Med. 2005;33(4):574-82.

[9] Rothrauff BB, Jorge A, de Sa D, Kay J, Fu FH, Musahl V. Anatomic ACL reconstruction reduces risk of post-traumatic osteoarthritis: a systematic review with minimum 10-year follow-up. Knee Surg Sports Traumatol Arthrosc. 2020;28(4):1072-84.

[10] Ferretti A, Monaco E, Caperna L, Palma T, Conteduca F. Revision ACL reconstruction using contralateral hamstrings. Knee Surg Sports Traumatol Arthrosc. 2013;21:690-5.

[11] Shybut TB. Editorial commentary: this is the way: extra-articular augmentation is an essential consideration in contemporary anterior cruciate ligament surgery. Arthroscopy. 2021;37(5):1667-9. https://doi.org/10.1016/j.arthro.2021.01.014. PMID: 33896515.

[12] Ferretti A, Monaco E, Ponzo A, Basiglini L, Iorio R, Caperna L, Conteduca F. Combined intra-articular and extra-articular reconstruction in anterior cruciate ligament-deficient knee: 25 years later. Arthroscopy. 2016;32(10):2039-47.

[13] Gulotta LV, Rodeo SA. Biology of autograft and allograft healing in anterior cruciate ligament reconstruction. Clin Sports Med. 2007;26(4):509-24.

[14] Vadalà A, Iorio R, De Carli A, Argento G, Di Sanzo V, Conteduca F, Ferretti A. The effect of accelerated, brace free, rehabilitation on bone tunnel enlargement after ACL reconstruction using hamstring tendons: a CT study. Knee Surg Sports Traumatol Arthrosc. 2007;15(4):365-71.

第 12 章　前外侧不稳定与骨关节病

◆ Andrea Ferretti, Fabio Conteduca, Raffaele Iorio, Edoardo Viglietta　著

根据 DeHaven 的报道，自从 20 世纪 60 年代 [1]Allmann 将前交叉韧带（ACL）撕裂定义为“终结膝关节的开始”以来，ACL 撕裂与退行性骨关节炎（degenerative osteoarthritis，DOA）之间的密切互动关系一直被密集研究并具有巨大争论的问题。事实上，Allmann 提到了与 ACL 功能相关的一系列瀑布式反应，如半月板和软骨撕裂导致 DOA，这些问题几乎不可避免的导致膝关节不稳定（图 12.1、图 12.2）。

根据 Allmann 对 ACL 撕裂的病理进程描述，除了恢复膝关节的稳定性和功能以外，大多数外科医生推荐 ACL 手术治疗旨在阻止 DOA 的发生。

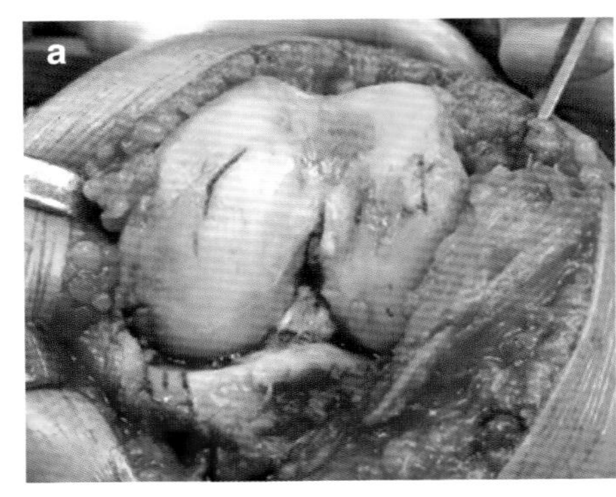

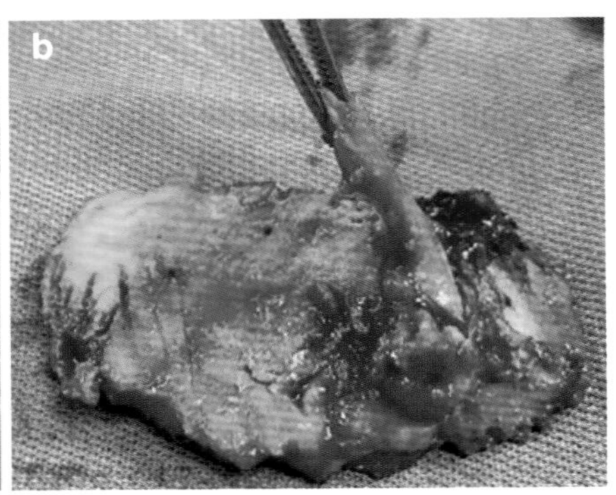

图 12.1

一名 57 岁男性自体腘绳肌移植 ACL 重建术后 26 年，手术中发现膝关节骨性关节炎（a）。胫骨检查发现半腱肌移植肌腱与骨组织成功愈合（b）

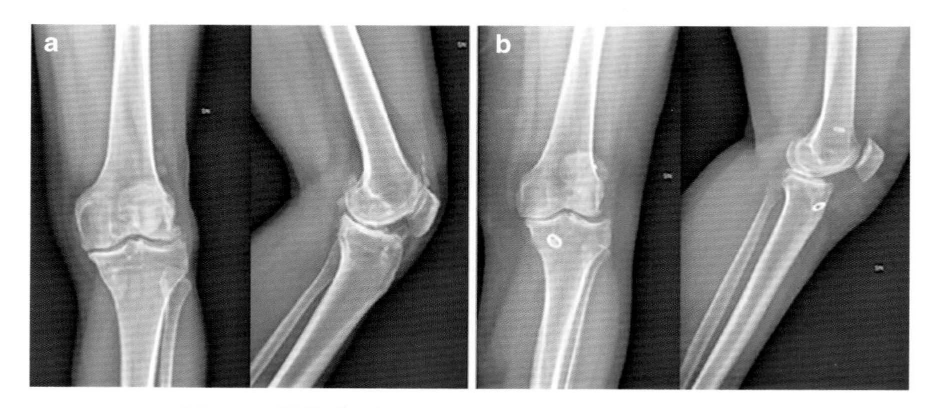

图 12.2 影像学证据显示严重的膝关节退行性骨关节炎（degenerative osteoarthritis，DOA）

（a）一名 62 岁男性患者在接受 ACL 重建 26 年后的膝关节前后位和侧位 X 线片；（b）一名 60 岁女性 ACL 重建术后 23 年的膝关节前后位和侧位 X 线片

笔者对 ACL 损伤和重建来预防 DOA 的关注可追溯到 80 年代末，当时对第一批手术患者们进行了中期随访，随访资料足够充分，可以用于对 DOA 的最终进展进行可靠的评估。这些非常早期的研究，主要基于笔者在 ACL 重建方面开创性的研究经验，是值得报道的，因为这些研究的结论，一定意义上兼具原创性和未来感，后来均被几乎所有关于此主题的后续研究完全证实，并且在今天仍然具有划时代意义。

第一项研究在历经漫长的投稿、修回、再投稿后发表在 1991 年的 AJSM 杂志上，该研究研究了 ACL 长期功能不全和相关不稳定对膝关节的影响，特别关注点在于软骨撕裂。通过对一组 500 例接受开放手术治疗的 ACL 功能不全患者的回顾性分析，162 例（32%）显示有一定程度的软骨退变。显著增加软骨损伤的因素包括：先前的手术未能稳定关节（半月板切除术）、从第一次受伤到手术治疗的时间超过 24 个月软骨损伤会达到峰值、运动参与度水平的高低和旋转不稳定的严重程度（轴移试验 ++ 或 +++）（图 12.3 ~ 图 12.5）。

在随后几个月的另一篇论文中 [3]，报告了更广泛和可靠的经验，对一组 114 例患者腘绳肌重建 ACL 术后五年的 DOA 进行了总结。按照 Fairbank 描述的标准[4]，经统计学分析，根据 DOA 影像学指标诊断的患病率与重建时的半月板切除具有相关性。由于急性病例进行半月板切除的数量显著低于慢性病例，因此重建的时机也与 DOA 的严重程度具有相关性。同时也发现随访时通过临床检查弹跳实验（jerk test）阳性而确定存在的残余旋转不稳定与 DOA 的影像学征象之间存在确定的相关性，但是差异不具有统计学意义（表 12.1、表 12.2）。

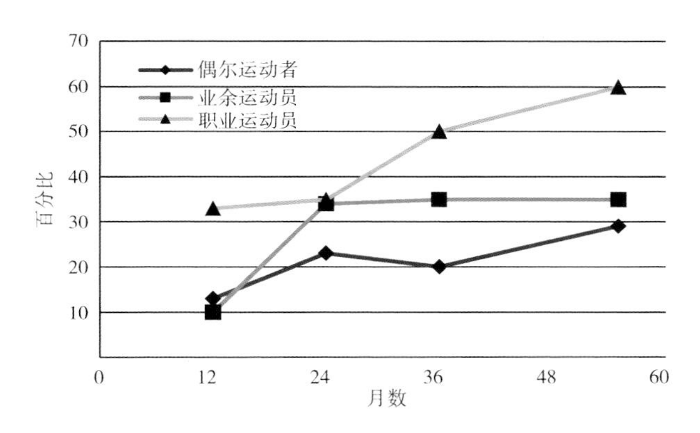

图 12.3　不同运动参与软骨软化症的发生率和初次损伤后到手术时间

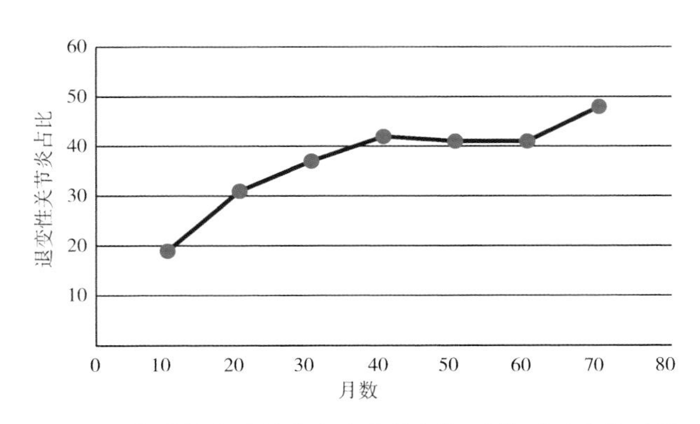

图 12.4　软骨软化症的发生率和从最初受伤到手术的时间

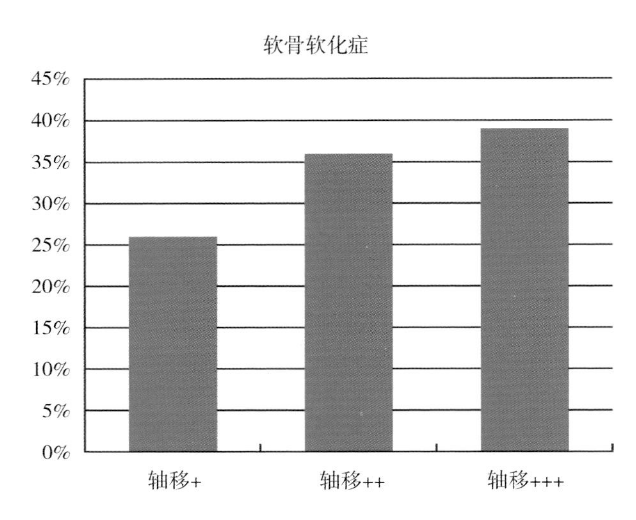

图 12.5 软骨软化症和轴移试验的严重程度

因此，关节的稳定性只有在因 ACL 损伤导致的不可修复半月板撕裂最终出现之前进行重建手术才能起到保护作用。

表 12.1 急性和慢性前交叉韧带缺损膝关节半月板切除术

	急性 ACL 损伤 (55 膝)	慢性 ACL 损伤 (59 膝)	*P* 值
内侧半月板	11(20%)	35(59%)	$P < 0.05$
外侧半月板	7(13%)	6(10%)	$P < 0.05$
内外侧半月板	2(3%)	4(7%)	$P < 0.05$
合计	20(36%)	45(76%)	$P < 0.05$

表 12.2 前交叉韧带重建术后半月板切除术和非半月板切除术后的影像学变化

Fairbank 分级	半月板切除 65 膝 (100%)	无半月板切除 49 膝 (100%)	*P* 值
0	17(26%)	29(59%)	$P < 0.05$
1	24(37%)	15(31%)	无显著差异
2 ~ 4	24(37%)	5(10%)	$P < 0.05$

因此，笔者团队早年的文献将 ACL 撕裂和 DOA 之间关系总结如下：

- ACL 缺失导致的膝关节不稳定，不可避免地会引起软骨和半月板撕裂，导致退行性改变直至发展为骨关节病。
- 半月板撕裂和最终的半月板切除代表了损伤的不可逆转，自此退行性改变会迅速进展为骨关节病。

- ACL 重建手术无法避免关节出现退行性改变，在一定程度上退行性改变是不可避免的。

ACL 重建在一定程度上可以预防 DOA，既使在无法修复的半月板撕裂最终出现之前手术也能稳定关节。

在接下来的数年里，许多相关论文发表了，其结果几乎完美地证明了我们在几十年前提出的结论。

在 2019 年的一篇系统综述中，Mehel 等 [5] 得出结论：膝关节 ACL 缺失导致的慢性不稳定与 6 个月后内侧半月板损伤显著增加有关，接下来是 12 个月后软骨损伤显著增加，因此，作者推荐在 ACL 损伤后 12 个月内尽早手术。2015 年，Brambilla 等 [6] 对 988 名患者的医疗病历进行回顾性分析，得出结论是：重建手术每延迟一个月，发生相关的半月板或软骨损伤二者中至少一项的风险平均增加 0.6%。

Anderson 和 Anderson[7] 的一项研究报告了同样的结论，他们发现儿童和青少年半月板和软骨损伤的发生率与 ACL 重建的时机具有相关性。这两项研究都推荐尽早进行手术干预以预防半月板和软骨损伤。Ruano 等 [8] 的荟萃分析也强调了半月板切除在 ACL 重建后发生 DOA 中起到的作用，这一研究广泛地证实了 Claes 等 [9] 之前的发现，Claes 等介绍了 ACL 重建后一定程度的 DOA 是不可避免的结果，并且 ACL 重建同时行半月板切除可显著增加发展为 DOA 的风险。

Kessler 等 [10]，对 136 例 ACL 重建的长期随访，指出“ACL 重建可降低继发性半月板撕裂的风险，减少了手术后 DOA 的负面影响。”

这些研究及发现显示了我们 30 年前的多项研究的结论是多么出色并富有前瞻性。

所有这些研究以及许多其他研究，主要涉及膝关节 ACL 缺失、ACL 重建和退行性病变之间的相互作用，并没有特别聚焦于关节外重建在 DOA 发生中的作用。

然而，争议焦点是退行性改变、DOA 的早期影像学改变以及术后关节活动范围减少可能是 EARs 相关的膝关节运动受限的结果。运动受限的风险是大多数外科医生担忧的主要问题。

消除有关 EARs 术后可能导致过度限制的某些困惑，只有对 ACL 重建同时联合或不联合 EARs 作为辅助治疗的患者进行长期随访才能得出结论。

一项发表在 2017 年 Arthroscopy 杂志[11]上的研究中，我们报道了两组患者最少 11 年随访的临床和影像学发现，其中一组单纯用腘绳肌进行 ACL 解剖重建，另一组则是腘绳肌 ACL 解剖重建的同时联合实施了 Arnold-Cocker 描述的改良关节外 McIntosh 手术。比较两组患者的 DOA 影像学改变，采用的是 Fairbank、Kellegren 评估方法以及 IKDC 量表评估，结果发现联合手术组的患者无论胫股关节或是髌股关节均表现为 DOA 增加的征象。与之形成对比的是，在三项评分量表中的两个量表中，在联合 EARs 手术组发现有统计学上显著意义的更低程度的 DOA。

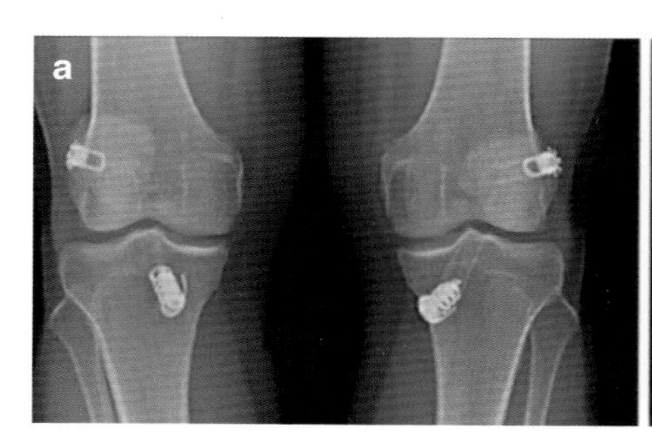

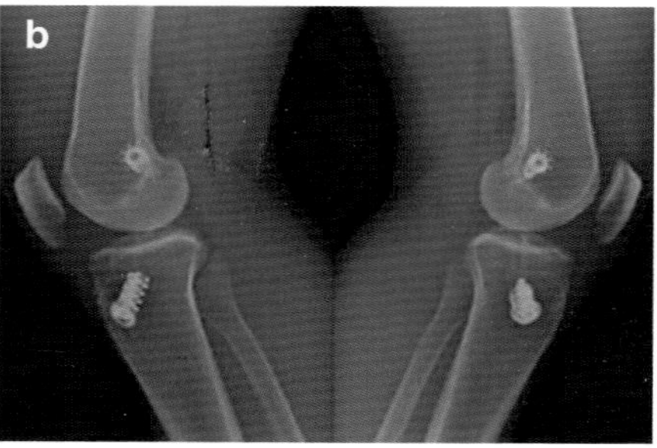

图 12.6 膝关节的正位

（a）和侧位（b）负重 X 线，双侧 ACL 重建加 EAR 联合手术，右膝术后 18 年，左膝术后 14 年。没有进行半月板切除术。未见 DOA 的影像学征象

通过对同一组病例中的许多患者进行进一步的校正，更长时间的 15 年随访结果也颇为相似，两组患者的影像学征象都有明显的、对称性的轻度进展。在这项研究中，评估了 EARs 对膝关节外侧间室的作用，

而外侧间室可能更多被过度限制。无论是整个胫股关节还是膝外侧间室都没有显示出更高程度的 DOA 发展。相比之下，在外侧半月板部分切除的病例，联合 ACL 重建可避免 DOA 的提早出现（图 12.7、图 12.8、表 12.3、表 12.4）。

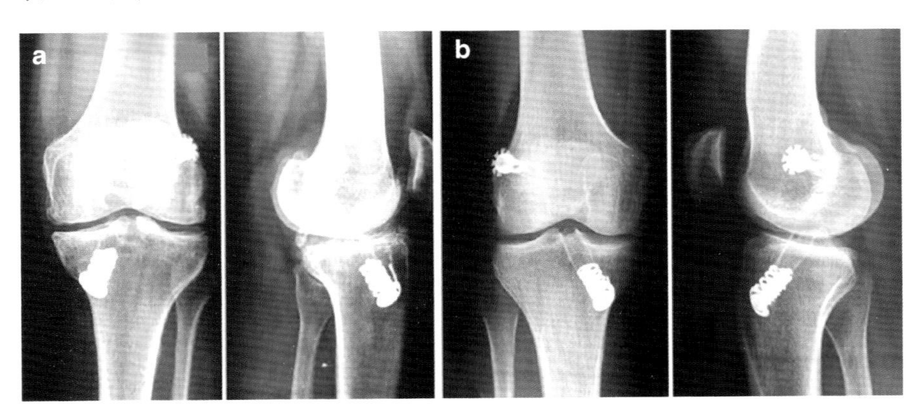

图 12.7　ACL 重建后 DOA 的影像学证据

（a）一名 46 岁男性接受无半月板切除的单纯性 ACL 重建术后 17 年；（b）一名 43 岁男性接受 ACL 重建联合 EAR 无半月板切除术后 16 年

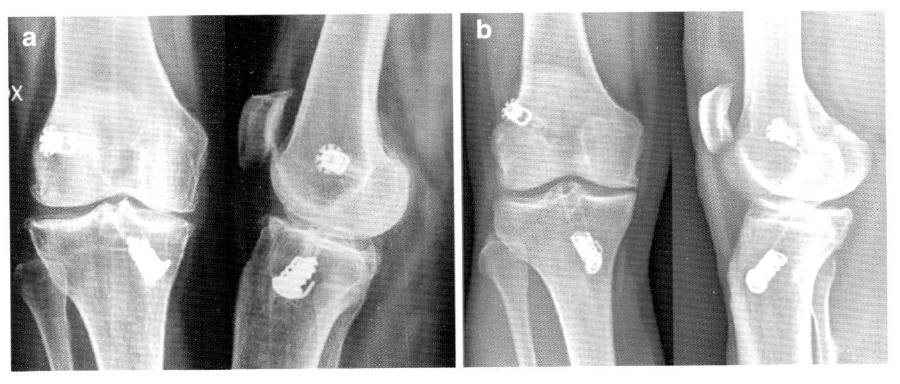

图 12.8　ACL 重建和外侧半月板部分切除术后膝关节外侧间室 DOA 的影像学改变

（a）一名 49 岁男性接受外侧半月板部分切除术和单纯性 ACL 重建术后 18 年；（b）一名 45 岁男性接受外侧半月板部分切除术和 ACL 重建加 EARs 联合手术后 18 年

表 12.3 胫股关节总体影像学结果：比较单纯 ACLR 与联合 ACLR 及 EAR 至少 15 年随访

胫股关节	外侧胫股关节				内侧胫股关节	
15 年随访	单纯 ACLR (79 pts)	ACLR+ EAR (76 pts)	单纯 ACLR (79 pts)	ACLR+ EAR (76 pts)	单纯 ACLR (79 pts)	ACLR+ EAR (76 pts)
IKDC 评分	$P = 0.01$		$P = 0.03$		$P = 0.98$	
A 组	40 (50.63%)	41 (53.95%)	40 (50.63%)	51 (67.11%)	29 (36.71%)	17 (22.37%)
B 组	25 (31.65%)	31 (40.79%)	28 (35.44%)	22 (28.94%)	27 (34.18%)	37 (48.68%)
C 组	13 (16.45%)	2(2.63%)	10 (12.66%)	3(3.95%)	19 (24.05%)	19(25%)
D 组	1(1.27%)	2(2.63%)	1(1.27%)	—	4(5.06%)	3(3.95%)
FAIRBANK 分类	$P = 0.94$		$P = 0.22$		$P = 0.78$	
Ⅰ级	36 (45.57%)	38(50%)	30 (37.97%)	38(50%)	12 (15.19%)	10 (13.16%)
Ⅱ级	27 (34.17%)	23 (30.26%)	34 (43.04%)	29 (38.16%)	33 (41.77%)	35 (46.05%)
Ⅲ级	13 (16.46%)	13 (17.11%)	12 (15.19%)	9 (11.84%)	25 (31.65%)	22 (28.95%)
Ⅳ级	3(3.80%)	2(2.63%)	3(3.80%)	—	9(11.39%)	9(11.84%)
KELLGREN 分类	$P = 0.04$		$P = 0.04$		$P = 0.61$	
0 级	9 (11.39%)	8 (10.53%)	15 (18.99%)	37 (48.68%)	7(8.86%)	5(6.58%)
Ⅰ级	38 (48.10%)	49 (64.47%)	31 (39.24%)	19(25%)	19 (24.05%)	23 (30.26%)
Ⅱ级	19 (24.05%)	13 (17.10%)	20 (25.31%)	15 (19.74%)	35 (44.30%)	31 (40.79%)
Ⅲ级	11 (13.92%)	5(6.58%)	13 (16.46%)	5(6.58%)	13 (16.46%)	12 (15.79%)
Ⅳ级	2(2.54%)	1(1.32%)	—	—	5(6.33%)	5(6.58%)

表 12.4 外侧胫股间室的影像学结果：比较单纯 ACLR 和联合 ACLR 与 EARs 手术的同时有外侧半月板切除术和无半月板切除术的随访结果（最少 15 年）

	单纯 ACLR		ACLR+EAR	
15 年随访	外侧半月板切除 (16 pts)	无半月板切除 (63 pts)	外侧半月板切除 (12 pts)	无半月板切除 (64 pts)
IKDC 评分	$P = 0.60$		$P = 0.40$	
A 组	8(50%)	32(50.79%)	6(50%)	45(70.31%)
B 组	4(25%)	24(38.10%)	5(41.67%)	17(26.56%)
C 组	4(25%)	6(9.52%)	1(8.33%)	2(3.13%)
D 组	—	1(1.29%)	—	—
FAIRBANK 分类	$P = 0.03$		$P = 0.69$	
Ⅰ级	5(31.25%)	25(39.68%)	6(50.00%)	32(50%)
Ⅱ级	5(31.25%)	29(46.03%)	5(41.67%)	24(37.50%)
Ⅲ级	5(31.25%)	7(11.11%)	1(8.33%)	8(12.50%)
Ⅳ级	1(6.25%)	2(3.18%)	—	—
KELLGREN 分类	$P = 0.70$		$P = 0.19$	
0 级	2(12.50%)	13(20.63%)	6(50.00%)	31(48.44%)
Ⅰ级	8(50%)	23(26.51%)	1(8.33%)	18(28.13%)
Ⅱ级	1(6.25%)	19(30.16%)	4(33.34%)	11(17.18%)
Ⅲ级	5(31.25%)	8(12.70%)	1(8.33%)	4(6.25%)
Ⅳ级	—	—	—	—

Perugia 教授的另一位同事 Pierpaolo Mariani 已经对这个问题进行了研究，他建议对职业足球运动员接受半月板外侧部分切除术的病例进行开放性关节囊再收紧手术。这种简单的手术避免了轻微的旋转不稳定以及最终在膝关节外侧间室发生相关的软骨损伤和软骨软化的风险[12]。迄今为止，通过复习膝关节 ACL 重建 DOA 的少数几项研究，没有证据表明关节内重建联合 EARs 会导致 DOA 发生率会随着时间的推移而增加。此外，由于从未有报道 EARs 会导致 ROM 的任何减少，我们可以得出结论：外侧肌腱固定术不会导致临床任何相关的膝关节活动受限的风险。

根据我们的经验和对现有文献的复习，我们可以总结如下：

- ACL 撕裂会导致膝关节不稳定，这种不稳定会随着时间的推移产生软骨和半月板的撕裂。

- 这些损伤会进行性加重并导致骨关节病。
- 过度运动会增加退行性变的发生率和严重程度。
- 尽管退行性变的加重通常进展缓慢，但对无法修复的半月板撕裂无论何时实施半月板切除术都会导致退变过程的突然加速。
- 半月板撕裂的发病率，虽然在急性病例中罕见，但在慢性病例中却很常见。
- ACL 重建，无论是与稳定的半月板修补术同时进行，还是在出现不可修补的半月板撕裂之前进行，通过保留半月板而减缓关节退变。
- ACL 重建应尽早进行，尤其是对于运动员，他们的运动量在 DOA 的发展中起着重要作用。
- 与关节内重建同时实施 EARs 不会增加骨关节病的风险；相反，通过旋转稳定性的增加，联合手术可以保护半月板，无论是健康患者的还是手术患者，均可以保护软骨，尤其是对外侧半月板切除的病例。
- 到目前为止，没有证据表明广泛使用 EARs 会导致临床任何相关的膝关节活动受限。

（李少朋　徐青镭　译）

参考文献

[1] De Haven KE. Arthroscopy in the diagnosis and management of Anterior Cruciate Ligament defcient knee. Clin Orhtop Rel Res. 1983;172:52-6.
[2] Conteduca F, Ferretti A, Mariani PP, Puddu G, Perugia L. Chondromalacia and chronic anterior instabilities of the knee. Am J Sports Med. 1991;19(2):119-23.
[3] Ferretti A, Conteduca F, De Carli A, Fontana M, Mariani PP. Osteoarthritis of the knee after ACL reconstruction. Int Orthop. 1991;15(4):367-71.
[4] Fairbank TJ. Knee joint changes after meniscectomy. J Bone Joint Surg. 1984;30B:664-70.
[5] Mehl J, Otto A, Baldino JB, Achtnich A, Akoto R, Imhoff AB, Scheffer S, Petersen W. The ACL-defcient knee and the prevalence of meniscus and cartilage lesions: a

systematic review and meta-analysis (CRD42017076897). Arch Orthop Trauma Surg. 2019;139(6):819-41.
[6] Brambilla L, Pulici L, Carimati G, Quaglia A, Prospero E, Bait C, Morenghi E, Portinaro N, Denti M, Volpi P. Prevalence of associated lesions in anterior cruciate ligament reconstruction: Correlation with surgical timing and with patient age, sex, and body mass index. Am J Sports Med. 2015;43(12):2966-73.
[7] Anderson AF, Anderson CN. Correlation of meniscal and articular cartilage injuries in children and adolescents with timing of anterior cruciate ligament reconstruction. Am J Sports Med. 2015;43(2):275-81.
[8] Ruano JS, Sitler MR, Driban JB. Prevalence of radiographic knee osteoarthritis after anterior cruciate ligament reconstruction, with or without meniscectomy: an evidence-based practice article. J Athl Train. 2017;52(6):606-9.
[9] Claes S, Hermie L, Verdonk R, Bellemans J, Verdonk P. Is osteoarthritis an inevitable consequence of anterior cruciate ligament reconstruction? A meta-analysis. Knee Surg Sports Traumatol Arthrosc. 2013;21(9):1967-76.
[10] Kessler MA, Behrend H, Henz S, Stutz G, Rukavina A, Kuster MS. Function, osteoarthritis and activity after ACL-rupture: 11 years follow-up results of conservative versus reconstructive treatment. Knee Surg Sports Traumatol Arthrosc. 2008;16(5):442-8.
[11] Ferretti A, Monaco E, Ponzo A, et al. Combined intra-articular and extra-articular reconstruction in anterior cruciate ligament-defcient knee: 25 years later. Arthrosc J Arthrosc Relat Surg. 2016;32(10):2039-47.
[12] Mariani PP, Garofalo R, Margheritini F. Chondrolysis after partial lateral meniscectomy in athletes. Knee Surg Sports Traumatol Arthrosc. 2008;16(6):574-80.
[13] Sonnery-Cottet B, Saithna A, Blakeney WG, Ouanezar H, Borade A, Daggett M, Thaunat M, Fayard JM, Delaloye JR. Anterolateral ligament reconstruction protects the repaired medial meniscus: a comparative study of 383 anterior cruciate ligament reconstructions from the SANTI Study Group with a minimum follow-up of 2 years. Am J Sports Med. 2018;46(8):1819-26.

第 13 章　ACL 手术的临床效果研究

◆ Andrea Ferretti, Federico Morelli, Matteo Guzzini　著

第一例应用半腱肌行关节内 ACL 重建是 1979 年 11 月由 Giancarlo Puddu 在笔者所在医院实施的，该原创技术在切取半腱肌时将其远端止点连同附着点处的骨块一并取下[1]（图 13.1a，b）。之后不久，将从鹅足中获取的股薄肌腱和半腱肌添加到同一个骨块中，此术式被确定。

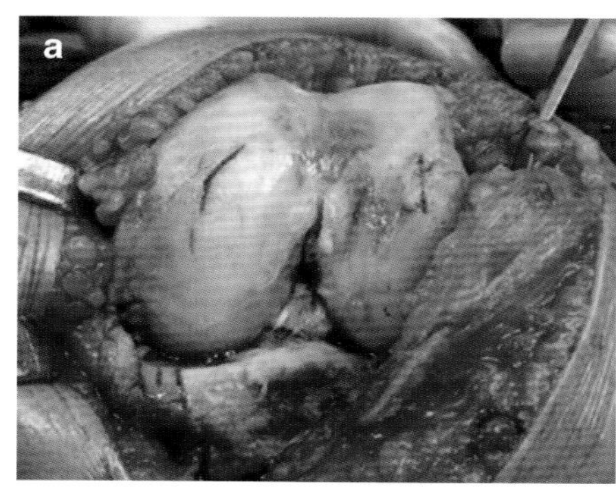
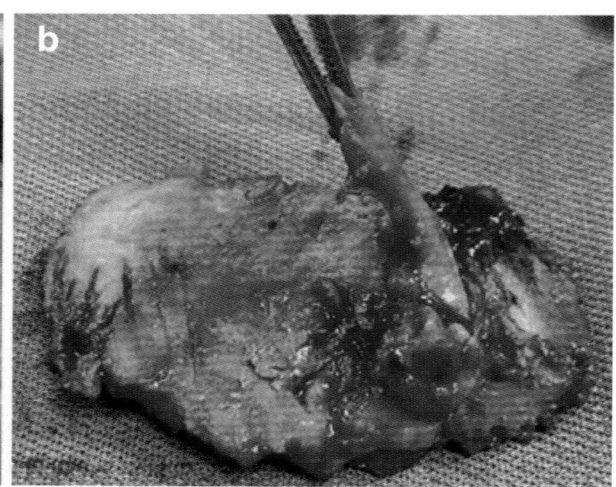

图 13.1

（a）找到半腱肌和股薄肌腱的骨性止点；（b）取下同时包含半腱肌和股薄肌止点的骨块

由于 ACL 手术效果非常鼓舞人心，且收集了对所有手术病人的资料，包括随访资料；以用来对临床效果、可能发生的并发症以及运动能力进行全面的评估。

在 1986 年，尚未有规范性针对 ACL 重建后膝关节功能和临床效果的评分系统，Puddu 等 [2] 提出了一种评估 ACL 重建效果的方法。

该评分系统中对患者的评估包含了主观和客观标准。

主观评价中患者被问及关于疼痛、关节积水和打软腿感（无、仅在运动时少量出现、运动时经常出现、经常出现）。随访时患者满意度分为非常满意、满意、有些失望以及失望。

客观评价包括膝关节活动范围和关节稳定性（Lachman 试验和 Jerk 试验，等级划分为 –、+、++、+++）。

该评分系统总分为 100 分，其中所有主观和客观标准的分级确定为阳性或者阴性赋分（表 13.1）。

表 13.1　临床效果评估表

主观结果					
满意度	计分	疼痛	计分	无力感	计分
非常满意	15	无	10	无	20
满意	10	用力后偶尔	5	运动时偶尔	5
失望	5	偶尔	0	日常活动时偶尔	0
非常失望	0	用力后频发	–5	运动时频发	–10
				日常活动时频发	–20
客观结果					
Jerk 试验	计分	Lachman 试验	计分	关节腔积液	计分
–	20	–	10	无	10
+	10	+	0	用力后偶尔	5
++	–10			偶尔	0
+++	–20			用力后频发	–5
				频发	–10
		运动范围 ROW			
		ROW 完整无受限评分 15 分			
屈膝功能缺失	计分			伸膝功能缺失	计分
＜ 130°	5			＜ 9°	0
＜ 120°	–10			10° ~ 19°	–20
＜ 110°	–30			＞ 20°	–30

注：患者得分 90 ~ 100 分非常好，75 ~ 89 分良好，74 ~ 50 分一般，＜ 50 分差。

运动训练能力通过以下方式进行单独评估：根据运动类型和运动水平为每一个膝关节评估“运动分值”（表 13.2），从事高风险运动的职业运动员赋予最高分值为 50 分，而未参与任何运动活动的患者赋予最低分值为 5 分。

表 13.2　膝关节运动评分

运动水平	分值
职业运动员	
高风险	50
中风险	35
低风险	20
业余运动员	
高风险	45
中风险	30
低风险	15
周末运动者	
高风险	30
中风险	15
低风险	10
久坐者	5

当 ACL 手术效果可靠并且得到病例系列中患者的随访资料，于是，一系列关于 Puddu 技术临床结局的研究持续发表。

据 1988 年发表的第一篇论文 [3] 中报道，在 1979—1983 年因膝关节前外侧和 / 或前内侧不稳定而接受手术治疗的 127 例病例中，有 108 例通过临床评估和 / 或当面访谈的方式获得平均 5 年（范围 4 ～ 7）的随访。所有患者 ACL 重建都使用远端带骨块分离的半腱肌肌腱进行，同时所有病例均在并节外附加了股二头肌腱的推移紧张术式（见图 1-3）；如果同时做了内侧半月板切除术，则另行后斜韧带和半膜肌腱的前移紧张术式（见图 1.2）。

根据先前发表的评分系统，在 88 名接受评估的运动员中，37 名临床效果为非常好，39 名良好，12 名一般或较差（13.6%）。Lachman 试验完全阴性占比 67%，阳性占 22%；而 jerk 试验阴性占 64%，阳性（+）占 28%，阳性（++）占 8%。有 95% 的患者恢复正常的关节活动范围。60% 的患者达到伤前的运动水平，仅有 20% 的患者因为手术侧膝关节的原因（不稳定或者恐惧感）而未能开展运动训练。

该研究者们得出结论：应用半腱肌进行 ACL 重建，同时做外侧的股二头肌腱推移术；以及内侧半月板切除者附加半膜肌与 POL 推移术者的手术结果总体来说是满意的，但仍存在进一步提高的空间。

在后续一篇文献中 [4]，同一研究组评估了一组 88 例慢性前外侧不稳定患者的临床效果，这些病例是从 1982—1986 年超过 300 例应用半腱肌腱和股薄肌腱移植重建 ACL 的患者中选出；所有病例均附加了股骨外侧肌腱固定术（29 例采用 Andrews 术式而 59 例采用 Coker 和 Arnold 改良的 McIntosh 术式）。

本组患者的平均随访时间为 41 个月（范围 24 ~ 73），根据同一个评分系统进行重新评估。有 43 例患者（49%）临床效果为非常好，29 例（33%）良好，15 例（17%）一般，1 例（1%）较差。有 71% 的患者 Jerk 试验呈阴性，27% 呈弱阳性（+），2% 呈强阳性（++）。有 91% 的患者关节活动范围获得完全的恢复，并且 96% 为非常满意或满意。

ACL 重建同时行半月板切除的患者临床效果满意（非常好和良好）的比率更低（表 13.3）。

综上所述，前文提到的术式安全有效，但术后制动时间延长和漫长的康复过程存在问题。

1990 年 [5]，有学者回顾性分析 55 例在伤后 10 天内接受手术治疗急性 ACL 损伤患者，平均随访时间 50 个月（范围 28 ~ 81）并采用先前发表的评分系统进行临床效果评估。本组患者中 20 例单纯应用半腱肌重建 ACL，35 例根据 Puddu 技术应用半腱肌和股薄肌重建 ACL。在 32 例患者只要有可能就使用 ACL 残端进行重建后 ACL 的加强。发现 14 例患者发生内侧间室严重损伤而 17 例外侧间室发生严重损伤，均行手术治疗。

对 10 例患者附加了股骨外侧肌腱固定术（Andrews 术式或 Coker-Arnold 术式）。术后治疗包括石膏外固定 6 周（保持关节屈曲）后开始谨慎的康复训练。

表 13.3 半月板切除与未行半月板切除患者的临床结果

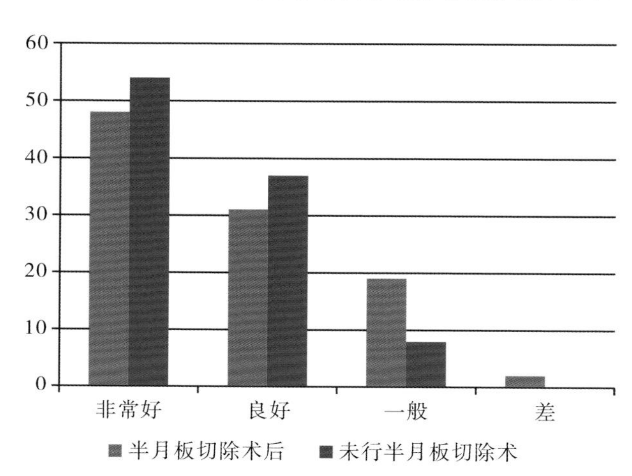

该研究随访发现96%的患者对结果总体满意(41 例为非常满意,10 例满意）。其中 43 例患者 Jerk 试验为阴性，10 例患者为阳性（+）。除 1 例患者外其余所有患者恢复到关节活动范围完全正常。但有 10 例患者的关节活动范围恢复出现延迟，因而在术后 3 个月接受了全麻下手法松解治疗。

与同期接受手术的另一组慢性前外侧不稳定患者相比，本组急性 ACL 损伤的病例中不可修补的半月板撕裂数量更低并且半月板切除的数量也更少，因此作者们得出结论：急性 ACL 撕裂的病例推荐早期手术治疗。而早期手术带来的术后膝关节僵硬和关节纤维化应予以评估。

笔者作为前意大利国家排球队队医，一直对排球运动损伤感兴趣。1992 年，笔者团队在 AJSM 上发表了一篇 52 名排球运动损伤的报告，数据来自 1979—1989 年接受 ACL 重建手术的 1041 名病例 [6]，包括 10 名男性和 42 名女性。考虑到在意大利注册的男女排球运动员的数量几乎是相同的，该研究统计学上的显著差异可以得出以下结论：在相同的风险下，女性比男性更容易发生 ACL 损伤。在当时，这是一个相当新的观点。在经过两年随访的 40 名运动员中，有 26 名运动员平均 11 个月后恢复到受伤前的运动水平，其中 1 名的运动水平略低。该研究首次使用一种经专门用于测量跳跃能力（Bosco Ergo Jump）的新设备，定量评估运动员进行运动项目的基本运动能力。在深蹲跳或反向运动跳跃测试中，手术侧小腿和健侧小腿之间的差异很小并且统计学分析相差不显著。

上述研究对原创的 Puddu 技术的临床结局进行了展示。总体而言 85% ~ 90% 患者的临床结局是满意的。然而，术后疼痛和长时间制动且痛苦的康复过程，最终导致患者不接受该术式。自 1990s 年代早期以来，该术式历经数次改良，但其基本原则，诸如应用腘绳肌肌腱作为移植物、通过外向内技术钻取股骨隧道以确保在解剖位点放置移植物以及联合关节外重建，仍然保持不变。

2001 年，基于一项成功的临床试验，新型可靠的固定器材（Swing Bridge and Evolgate）用于游离双股腘绳肌腱移植物的股骨侧和胫骨侧固定，经商业推广进入临床应用，成为笔者团队初次 ACL 重建和翻修 ACL 重建手术中首选的固定器材。

2010 年[7]，基于对 100 例患者经过至少五年的随访结果。首次报道了 ACL 重建技术的临床结局。所有患者均接受了关节镜辅助下两切口技术 ACL 重建手术，并对严重旋转不稳定和高风险运动员同时附加了根据 Coker 和 Arnold 改良术式的关节外重建手术（23/100）。股骨侧固定采用 Swing Bridge，而胫骨侧则采用 Evolgate 皮质骨固定。所有患者均接受标准化的术后康复方案：手术侧膝关节用支具固定于完全伸直位 2 周，同时扶双拐根据可耐受情况进行负重行走。此后，鼓励患者进行渐进式的关节活动范围锻炼。术后 6 周，允许无支具保护的完全负重行走。术后 2 ~ 4 个月，为患者制订肌肉强化训练方案，并且在 4 ~ 6 个月鼓励患者逐步重返特殊运动的训练。

最后随访时有 8 例患者失访，80 例患者重返研究机构接受全面的临床和影像学检查。有 11 例患者仅通过电话访谈进行评估。

比较急性和慢性病例，有或无半月板切除的患者以及有或无关节外重建术的患者，在临床结局方面未发现有统计学上的显著性差异。然而，如果把轴移试验分级为 ++ 或 +++，和 / 或 KT-1000 最大双侧关节测量侧差值＞ 5 mm 视作生物力学失效的标准，发现有 6 例患者（3 名男性和 3 名女性）存在生物力学上的失败，此 6 例患者在 ACL 重建手术时均未同时行关节外肌腱固定手术。

隧道扩大的影像学评估采用 L’Insalata 等 [8] 报道的方法进行测量；在本组病例有 4.3% 存在股骨侧隧道增宽，16.9% 存在胫骨侧隧道增宽；然而，仅有 1 例患者的隧道增宽超过原始宽度 25%。本组病例观察到的有限的隧道增宽可能与固定器材的强度（防止滑动和微动）有关，或许与术后初始阶段谨慎的康复训练 [9] 有关。尽管如此，这些均不影响患者在术后 6 个月重返运动并达到手术前的运动水平。

本组病例的临床结局令人满意。表明：应用双股半腱肌肌腱和股薄肌肌腱进行解剖单束 ACL 重建，并且选用外向内钻孔技术制备股骨隧道是一项安全而有效的手术方式；通过此手术技术可以使 ACL 缺失的膝关节获得稳定效果。经过中期随访证明，关节内外联合手术对恢复膝关节旋转稳定性是一个有效的选项，特别是对严重旋转不稳定患者和高风险运动员。

得益于意大利国家女子足球队队医的合作，该研究对具有特别风险的运动员给予了特殊关注 [10]。在 2007 年 1 月至 2010 年 12 月期间，有 16 名精英级别的（职业或半职业）女足球运动员因急性（14 天内）膝关节 ACL 损伤接受了手术治疗。所有患者均接受同一术式的手术治疗：取自体半腱肌腱行行 ACL 解剖重建，同时附加关节外重建手术（Coker-Arnold 改良 McIntosh 术式，图 13.2）[4]。

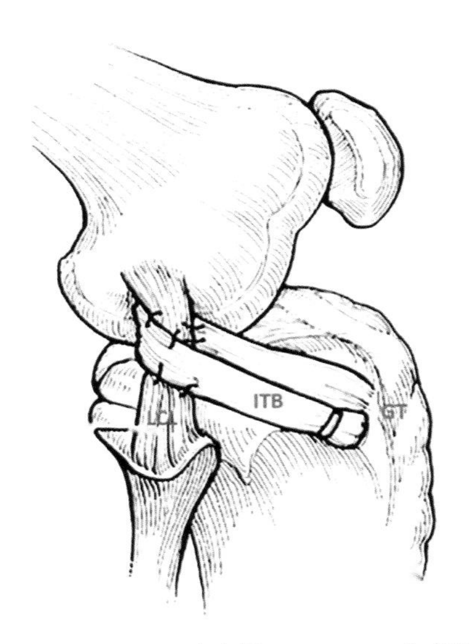

图 13.2　根据 Cocker-Arnold 改良的 McIntosh 术式进行关节外重建

LCL 外侧副韧带、GT Gerdy 结节、ITB 髂胫束（自参考文献 #10 获许可转载）

随访结果表明：患者临床结局为优异（IKDC 主观评分为 87.1 分；IKDC 客观评分 10 例患者为 A 级，6 例患者为 B 级）；在膝关节稳定性方面，仅 1 例患者最大双侧关节测量差值在 3 ~ 5 mm 而且没有患者 > 5 mm；仅 2 例患者报告轴移试验呈（+–）级别的阳性而且没有患者轴移试验为（++）或（+++）级别的阳性。所有运动员均重返足球运动并恢复到伤前的运动水平，并且在最近一次随访时（72.6 ± 8.1 个月）仍保持活跃的运动状态。除了早期，即受伤后几天内，实施这一手术技术的可靠性之外，该术式在本组高风险运动员获得的令人惊讶的高成功率，可以归因于精英运动员的强烈精神驱动力以及她们可以方便使用康复设施（图 9.13）。

急性 ACL 撕裂的治疗仍存在争议，很多研究者建议推迟手术，其原因在于早期手术增加了诸如膝关节僵硬和关节纤维化这些术后并发症的风险，因此仅推荐对经过筛选的职业运动员实施早期手术。

在笔者的临床实践中，将 ACL 撕裂分为三个阶段：急性期（初始创伤后 2 周内）、亚急性期（从伤后 2 周至完全恢复关节活动范围，通常在历经适当的康复后可以在 6 周内达到）和慢性期（关节活动范围完全正常、膝关节无痛）。

基于笔者的临床经验，应对急性期（尽可能早并且在任何病例都不晚于 2 周）或慢性期病例安全地实施手术治疗，亚急性期则是在术后并发症和有问题的康复方面风险最高。

笔者的一名学生 Alessandro Giuliani 最近发表了一篇毕业论文，重点聚焦于初始创伤后 2 周内进行早期 ACL 重建的临床结果 [11]。

利用笔者所在医院急诊科主任设计的绿色通道，为所有年轻的、运动活跃度高并且临床确诊为近期 ACL 损伤的病人提供早住院、MRI 以及手术方面的便利，该作者收集了一组 2013 年 11 月—2019 年 2 月接受手术治疗的 100 例病例。所有患者均接受应用双股半腱肌腱和股薄肌腱进行 ACL 解剖重建（外向内技术钻取股骨隧道），同时附加前外侧韧带（anterolateral ligament，ALL）的修补和 / 或重建。术前共计 74 例男性和 26 例女性，平均年龄 25.6 ± 10.4 岁，所用患者均参与各种不同的体育活动。手术中，除 ACL 关节内重建外，有 53 例患者附加了 ALL 修补 / 再张力收紧手术，47 例患者实施了 Cocker-Arnold 改良的关节外重建手术。术后膝关节使用支具制动于完全伸直位并根据患者耐受程度扶双拐负重行走。从术后第 1 周开始，指导患者每天数次移除支具并鼓励患者在术后 2 周内渐进式屈曲膝关节至 90°。之后按照常规方案推进康复锻炼。

所有患者均经过至少 1 年（平均 39 个月，范围 12-78）的随访并进行回顾性评估，同时进行全面体检，使用 IKDC 量表、Tegner 和 Lysholm 评分以及膝关节损伤与骨关节炎结果评分（Knee Injury and Osteoarthritis Outcome Score，KOOS）进行评分。

总体而言本组病例的临床结局提示为优秀（表 13.4）。仅 2 例患者显示不满意的临床结局，IKDC 客观量表评定为 C 级，且最大手动测量侧 -

测差值＞ 5mm。无重大并发症发生并且无任何病例需采用麻醉下手法松解来恢复完全的关节活动范围。ALL 修补 / 再收紧手术的基础上附加 ALL 重建手术的病例组趋向更好的临床结果，尽管统计学分析无显著意义。

表 13.4　急性 ACL 重建的临床结果

主观评估		临床评估	
	均值		患者比例（%）
KOOS	92.6 ± 6.4	Lachman 试验	
症状	89.1 ± 9.6	–	82
疼痛	93.2 ± 8.8	+	16
ADL	98.2 ± 3.8	++	2
运动和娱乐功能	85.6 ± 14.1	轴移试验	—
生活质量	82.7 ± 16.2	–	74
TLKSS	93.3 ± 7.0	+	24
IKDC	90.4 ± 8.2	++	2
		+++	0

基于这项研究，笔者团队研究急性 ACL 撕裂的治疗方案得到了强有力的支持和鼓励。该治疗方案适用于所有年轻以及运动活跃的患者，这些病人的运动类型要求膝关节具有良好稳定性，且早期手术治疗。

另一项研究中，ACLR 失败风险较高的群体是儿童和年龄 10 ~ 19 岁的青少年，因为无论采用何种术式，缘于很多作者报道该年龄组的移植物断裂率和复发性不稳定具有更高的发生率 [12,13]。

建议联合使用关节内重建（IR）和关节外重建（ER）术式以降低这一特定人群的手术失败率。

最近，笔者团队展开一项研究，旨在比较对年轻患者实施单纯 ACLR 与联合 ACLR+ 关节外肌腱固定术的临床效果，研究假设设定为联合手术可以获得更低的失败率。对一组连续的接受 ACLR 的同时联合或不联合 Coker-Arnold 改良 McIntosh 术式的儿童和青少年病例（＜ 18 岁）展开回顾性分析研究 [14]。临床结局评价指标包括移植物断裂率、患者端报告的结果测量（KOOS 和主观 IKDC）评估膝关节稳定性、重返运动率、再手术和并发症。本组对 111 例（平均年龄 16.2 ± 1.5 岁，范围 13 ～ 17.6 岁）患者经过平均 43.8 个月（24 ～ 89 个月）的随访并进行总结。有 40 例患者接受单纯 ACLR 手术治疗，71 例患者接受 ACLR+LET 手术治疗。在 ACLR 基础上附加 LET 与显著降低移植物断裂率、显著提高稳定性和 Tegner 运动水平评分相关。与评估的任何其他临床结果指标相比，没有超过已知的最小临床重要差异（minimal clinically important difference，MCID）阈值的显着差异，并且组间比较非移植物断裂相关的再手术或并发症的发生率没有差异。我们因此得出结论：在儿童和青少年病例联合 ACLR 和 LET 手术治疗方式比单纯 ACLR 具有显著的优势。这些优势包括移植物断裂显著降低且膝关节稳定性更好，与此同时并不增加非移植物断裂相关的再次手术或并发症的发生率。

然而，最重要且最全面的一项研究发表在 2016 年的 Arthroscopy 杂志上，在这项研究中仔细调查了关节外重建与关节内重建（IR）联合在治疗 ACL 缺失膝关节和 ALRI 中的作用 [15]。这项研究实施于 Snowmass AOSSM 共识会议的 25 年之后，这项共识导致各种关节外重建手术（ERs）作为既充满风险又毫无用处的手术方式而几乎被完全放弃。

在这项研究中，对 2002—2003 年两组 75 例 ACL 损伤后接受应用腘绳肌的 ACLR，同时附加或者不附加关节外重建手术的患者，经过最低 10 年的长期随访，仔细进行了临床和影像学评估。附加 LET 的患者组纳入了移植物失败更高风险的患者（严重轴移、高风险运动）。

随访结果两组患者的主观评分均有显著改善且无统计学显著差异。客观评分方面，单纯 IR 组 IKDC 膝关节客观评分为 C-D 级的患者数量显著高于 IR+ER 组。如果把关节测量仪测得的双侧关节测量测差值＞ 5 mm，轴移试验呈现（++）或（+++）阳性等级，或术后发生任何打软腿事件当做为手术失败的话，即使撇开 IR 组并未纳入高危患者不谈，我们发现 IR 组有 8 例失败而 IR+ER 组无失败病例（P=0.01）。影像学检查显示 IR+ER 组患者胫股关节和髌股关节均更少地出现关节退行性改变。

根据这项研究结果，关节镜辅助解剖放置移植物的关节内重建（IR）联合关节外重建手术（ER），然后展开现代康复方案，这些并不会增加术后退行性骨关节炎风险，并且可能提高术后膝关节稳定性及减少失败率。

这项研究的结果得到了 AJSM 上最近发表的另一篇论文的证实，这篇文献也深入调查了 ER 的作用，特别聚焦于退行性骨关节炎改变的影像学证据[16]。这篇文章对 165 例伴有或不伴有 ER 的 ACLR 病例进行了长达 15 年的长期随访。

在这项研究中，接受单独纯 ACLR 的患者比同时也接受 LET 手术的患者经历了更高的发生 DOA 的风险。同时和随后的半月板部分切除术是与 DOA 影像学改变呈负相关的主要危险因素。此外，经长期随访发现接受联合手术的患者继续展现出更好的膝关节稳定性和更低的移植物断裂率。

（蔡挪亚　徐青镭　译）

参考文献

[1] Puddu G. Method for reconstruction of the anterior cruciate ligament using the semitendinosus tendon. Am J Sports Med. 1980;8(6):402-4.

[2] Puddu G, Mariani P, Ferretti A, Conteduca F. Chronic anterior laxity of the knee: classifcation and coding of the results of surgical treatment. Ital J Orthop Traumatol. 1986;12(2):167-78.

[3] Puddu G, Ferretti A, Conteduca F, Mariani P. Reconstruction of the anterior cruciate ligament by semitendinosus transfer in chronic anterior instability of the knee. Ital J Orthop Traumatol. 1988;14(2):187-93.

[4] Ferretti A, De Carli A, Conteduca F, Mariani PP, Fontana M. The results of reconstruction of the anterior cruciate ligament with semitendinosus and gracilis tendons in chronic laxity of the knee. Ital J Orthop Traumatol. 1989;15(4):415-24.

[5] Ferretti A, Conteduca F, De Carli A, Fontana M, Mariani PP. Results of reconstruction of the anterior cruciate ligament with the tendons of semitendinosus and gracilis in acute capsuloligamentous lesions of the knee. Ital J Orthop Traumatol. 1990;16(4):452-8.

[6] Ferretti A, Papandrea P, Conteduca F, Mariani PP. Knee ligament injuries in volleyball players. Am J Sports Med. 1992;20:2.

[7] Ferretti A, Monaco E, Giannetti S, Caperna L, Luzon D, Conteduca F. A medium to long-term follow-up of ACL reconstruction using double gracilis and semitendinosus grafts. Knee Surg Sports Arthrosc. 2011;19:473-8.

[8] L'Insalata JC, Klatt B, Fu FH, et al. Tunnel expansion following anterior cruciate ligament reconstruction: a comparison of hamstring and patellar tendon autografts. Knee Surg Sports Traumatol Arthrosc. 5:234-8.

[9] Vadalà A, Iorio R, De Carli A, Argento G, Di Sanzo V, Conteduca F, Ferretti A. The effect of accelerated brace free, rehabilitation on bone tunnel enlargement after ACL reconstruction using hamstring tendon: a CT study. Knee Surg Sports Arthrosc. 2007;15:365-71.

[10] Guzzini M, Mazza D, Fabbri M, Lanzetti R, Redler A, Iorio C, Monaco E, Ferretti A. Extraarticular tenodesis combined with an anterior cruciate ligament reconstruction in acute anterior cruciate ligament tear in elite female football players. Int Orthop. 2016; ISSN 0341-2695.

[11] Giuliani A, Monaco E, Ferretti A. Acute treatment of ACL ruptures: a mid-term follow up study. Graduation thesis Sapienza University; 2020.

[12] Webster KE, Feller JA. Exploring the high reinjury rate in younger patients undergoing anterior cruciate ligament reconstruction. Am J Sports Med. 2016;44(11):2827-32.

[13] Wiggings AJ, Grandhi RK, Schneider DK, Stanfeld D, Webster KE, Myer GD. Risk of secondary injury in younger athletes after anterior cruciate ligament reconstruction. Am J Sports Med. 2016;44(7):1861-76.

[14] Monaco E, Carrozzo A, Saithna A, Conteduca F, Annibaldi A, Marzilli F, Minucci M, SonneryCottet B, Ferretti A. Adolescent patient experience signifcantly lower ACL graft rupture rates when ACL reconstruction is combined with the Arnold-Coker modifcation of the MacIntosh lateral extra-articular tenodesis. Am J Sports Med. In press.

[15] Ferretti A, Monaco E, Ponzo A, Basiglini L, Iorio R, Caperna L, Contedca F. Combined intraarticular and extra-articular reconstruction in anterior cruciate ligament- defcient knee: 25 years later. Arthroscopy. 2016;32(10):2039-47.

[16] Viglietta E, Ponzo A, Monaco E, Iorio R, Drogo P, Andreozzi V, Conteduca F, Ferretti A. ACL reconstruction combined with the Arnold-Coker modifcation of the MacIntosh lateral extraarticular tenodesis: long-term clinical and radiological outcomes. Am J Sports Med. 2021; in press. 2022;50(2):404-14.

第 14 章　未来发展方向：ACL 修复与重建

◆ Andrea Ferretti, Edoardo Monaco, Alessandro Annibaldi　著

前交叉韧带重建手术是全世界范围内实施最多的外科手术之一，在恢复膝关节稳定性、功能康复和重返运动训练并恢复到受伤前运动水平方面取得了非常好的效果。

尽管外科医生在重建方式（自体、同源或同种异体移植物）的选择方面以及在应用自体移植物重建时以何种移植物的选择方面仍然存在争议，但目前存在的共识是当需要手术时，ACL 重建是金标准，而 ACL 修复被认为是不可靠的。

但在最近几年，国际文献中发表的有关直接修复 ACL 的论文数量不断增加，表明人们对该主题的兴趣与日俱增。如此看来应该重新考虑将 ACL 修复作为重建手术的备选方案，利用新的手术材料、器材和技术。

即使在这种情况下，修复也不是一个新概念，正如拉丁人常说的那样，“nihil sub sole novi（太阳底下没有新鲜事）”。

事实上，ACL 修复是 ACL 外科历史上第一个报道的手术，尽管这一原创性手术结果曾经是不值得信任。自现代 ACL 外科创始以来，这可以追溯到 20 世纪 60 年代，许多作者报道的 ACL 修复结果总体上是结局不佳，虽然也有少数例外[1-4]，导致关节外科医生得出结论，前交叉韧带撕裂是无法修复的。

然而，一项对人类韧带不同愈合阶段的生物学基础研究表明，即使

是 ACL 似乎也具有历经各个不同阶段而获得愈合的潜在能力（图 14.1 ~ 图 14.4）[5-7]。

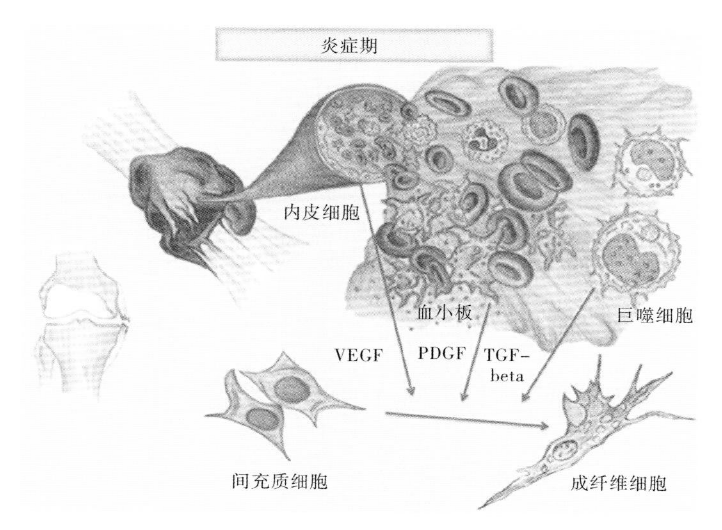

图 14.1　韧带愈合第一阶段为炎症期

损伤后，血小板提供临时的凝块并输送生长因子，加速血循环和增加内皮间充质细胞，也控制它们向成纤维细胞的分化（致谢 Ferdinando Iannotti）

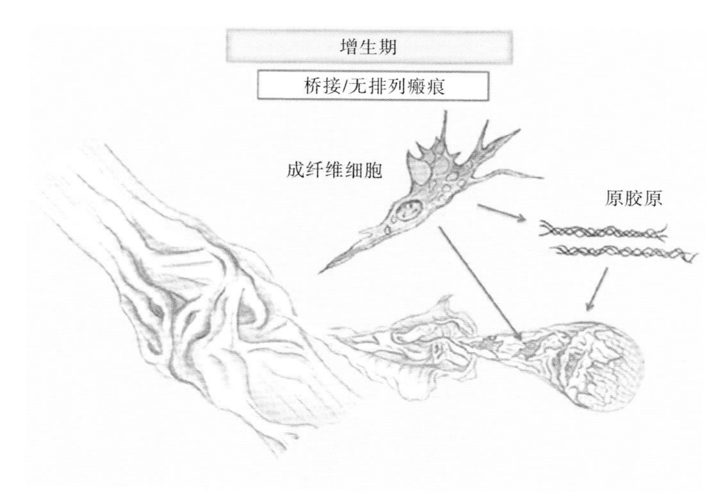

图 14.2　韧带愈合第二阶段为增生期（致谢 Ferdinando Iannotti）

成纤维细胞产生前胶原纤维和胶原纤维。无组织排列杂乱的纤维桥取代了临时凝块，形成了大量的但力学上不可靠的桥接（瘢痕组织）

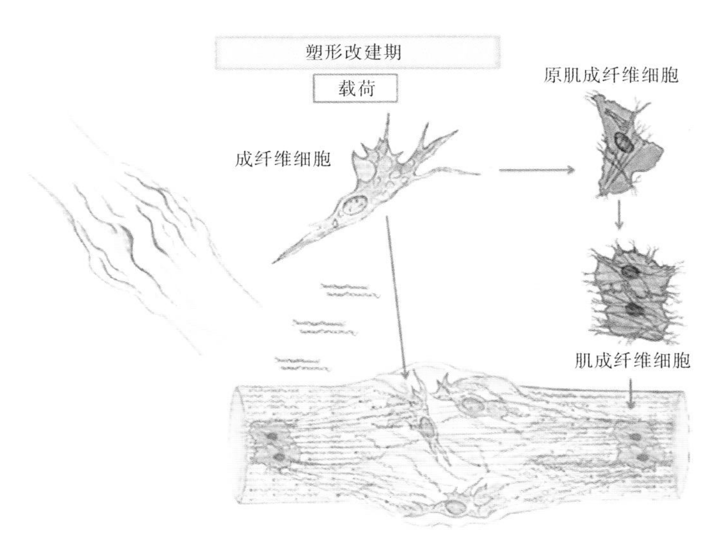

图 14.3　韧带愈合第三阶段为塑形改建期（致谢 Ferdinando Iannotti）

载荷控制引导着纤维沿着韧带的长轴方向发生不断进展的有序排列，并且肌成纤维细胞可以帮助韧带获得起初的长度和张力

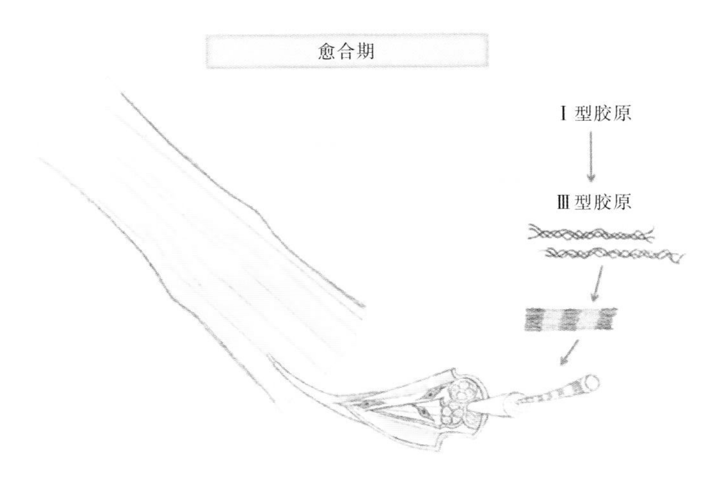

图 14.4　韧带愈合第四阶段为确定性愈合期

临时性的 3 型胶原被确定性的 1 型胶原所取代，最终形成一个完全修复且力学稳定的韧带（致谢 Ferdinando Iannotti）

一名意大利学者[8]对 ACL 的血供的解剖进行了研究，发现 ACL 的富含血管和血管侧枝吻合可为各种类型的撕裂以及各个部位（近端、远端、韧带实质体部）的撕裂提供丰富的血液供应。早期血小板凝块似乎能够输送吸引间充质细胞并引导其向成纤维细胞和肌成纤维细胞分化的生长因子。事实上，在 ACL 撕裂的残端中大量存在这些细胞和 3 型胶原，3 型胶原是组成最终韧带的 1 型胶原的前体，在受伤几个月后依旧如此[9]。

ACL 的这种潜在的愈合能力可以解释一些小的病例系列报道或散发病例报告中关于自发性愈合的报道[10-12]，尽管任何在日常工作中治疗大量 ACL 撕裂的膝关节外科医生都可能经历过相似的结果（图 14.5）。

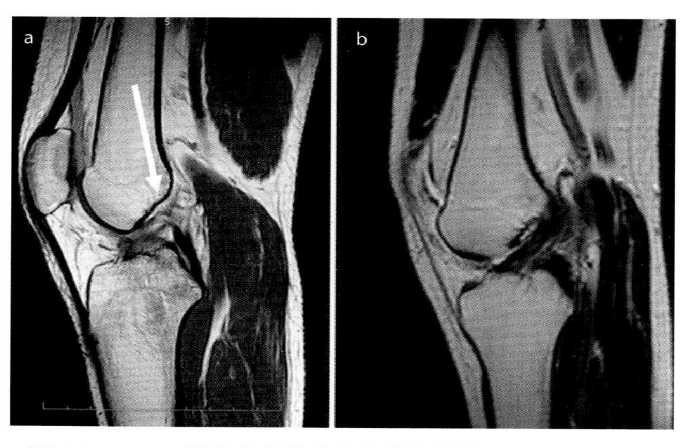

图 14.5 ACL 损伤保守治疗患者的矢状位 T2W MRI 图像

（a）ACL 断裂（如箭头所示）时进行 MRI 检查的图像；（b）受伤后 7 个月进行 MRI 检查显示 ACL 与 PCL 相比具有等密度信号，表明撕裂的 ACL 正在愈合中

为什么许多外科医生仍然认为 ACL 是不可修复的？

答案可能是解剖学和力学方面的，而不是生物学上的（图 14.6）。大多数情况下 ACL 无法愈合可能与该韧带的关节内环境有关，它可以阻止断裂的残端之间形成合适的临时桥接结构。重力会导致撕裂远端的残端向后交叉韧带弯曲，并利用 PCL 丰富的滑膜血液供应，最终附着固定在那里。ACL 残端与 PCL 之间的附着连接形成了一条有活性但没有功能的韧带。

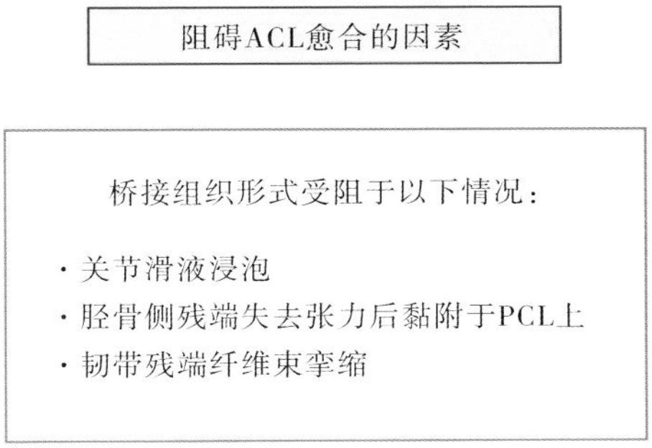

阻碍ACL愈合的因素

桥接组织形式受阻于以下情况：

· 关节滑液浸泡
· 胫骨侧残端失去张力后黏附于PCL上
· 韧带残端纤维束挛缩

图 14.6　阻碍 ACL 愈合的因素

正如过去报道的那样，不成功的 ACL 修复手术可能与患者选择不当、开放手术进行的粗暴操作、不合适的材料、术后制动时间延长和老旧康复方案有关。

受到一些可靠和值得信赖的研究 [13-15] 的鼓舞并基于坚实的生物学理论基础，我们在几年前重新考虑在某些病例中将 ACL 修复手术作为重建手术的一种替代方案。

经过一些成功的尝试，笔者所在医院于 2018 年 1 月启动了一个新项目，旨在在技术上允许的情况下对成人急性 ACL 撕裂进行手术修复。所有转诊到笔者所在医院急诊科，临床证实为急性、完全性 ACL 撕裂患者且在受伤两周内接受手术的患者都被临时选择进行前瞻性研究。

在手术中，根据关节镜下的表现，采用 Sherman 等 [16] 提出的分类方法，根据损伤的部位和类型对撕裂进行分类。

损伤部位：Ⅰ型：近端，靠近髁间窝顶部；Ⅱ型：韧带实质体部，胫骨侧残端长度大于 50%；Ⅲ：韧带实质体部，胫骨侧残端小于 50%；Ⅳ：远端，靠近胫骨止点。

组织质量：A：致密的残端，非常坚实；B：残端纤维中度破损分散，可以把持住缝合的缝线；C：残端纤维严重破损分散，无法把持住缝合的缝线（图 14.7）。

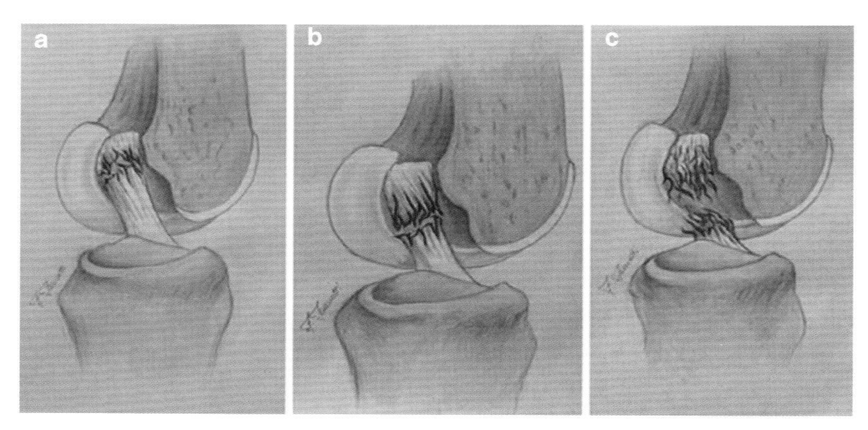

图 14.7　前交叉韧带撕裂的示例

（a）Ⅰ A 级，近端撕裂，残端非常坚固和/或仅末端发生轻度破损；（b）Ⅱ -B 级，韧带实质部的近端（＜ 50%）撕裂，末端中度破损，能够保持住缝合时穿过的缝线；（c）Ⅲ C 级，韧带实质部的远端（＞ 50%）撕裂，末端严重破损，不能保持住缝合时穿过的缝线（致谢 Ferdinando Iannotti）

Ⅰ A 型、Ⅰ B 型、Ⅱ A 型和Ⅱ B 型损伤被认为是可修复的，并接受了手术缝合修复。其他损伤类型的患者接受了标准的腘绳肌肌腱 ACL 重建手术（图 14.8）。

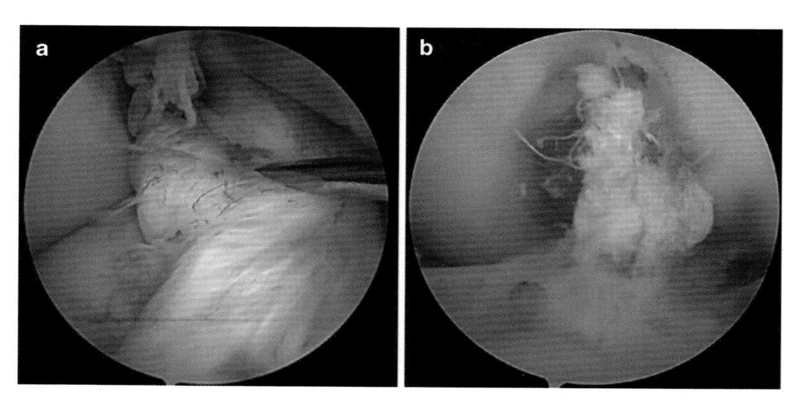

图 14.8　ACL 撕裂的关节镜下表现示例

（a）Ⅰ A 型损伤（近端撕裂并有坚实的残端）；（b）Ⅲ C 型损伤（不可修复的 ACL 撕裂）

ACL 修复的术式是通过股骨外髁使用穿骨道技术拉出缝合胫骨残端的缝线并固定在股骨外髁上。

按照标准的膝关节手术操作流程进行手术治疗。经髌腱入路用于诊断性关节镜检查，建立前内侧入路工作通道。仔细评估并用探针探查撕裂的 ACL，辨识撕裂的类型并确定组织的质量。当判定确认为可修复的撕裂时，建立辅助前外侧入路并插入了 6 毫米 PassPort 套管（Arthrex Inc.，Naples，FL）。ACL 胫骨残端使用膝关节 Scorpion 缝合器装载 2 号 FiberWire® 和 TigerWire® 缝线（Arthrex 公司）处理，通过套索 - 线环打结结构穿过韧带的方式将缝线穿入 ACL 的胫骨残端。然后，在股骨残端起始处放置一个由外向内的股骨侧 ACL 引导器进行股骨止点的解剖定位，建立股骨隧道（图 14.9）。使用 3.5 毫米钻头由外向内技术钻制股骨隧道。然后将 2 号 FiberStick™（Arthrex 公司）通过 ACL 导向器的钻头套筒递入关节内，用抓线钳从前内侧入路拉出关节外。接下来用 FiberStick™ 作为导引将已经穿过 ACL 胫骨残端的修复缝线拉出股骨隧道使得 ACL 的胫骨残端与股骨残端重新靠近对合在一起。膝关节反复屈伸多次后，在膝关节完全伸直体位收紧修复缝线然后用生物可吸收 4.75 mm Swivelock （Arthrex Inc.）固定在股骨外侧髁上。最后，完成修复的 ACL 使用探针在不同屈膝角度进行探查和评估以确认修复的完整性

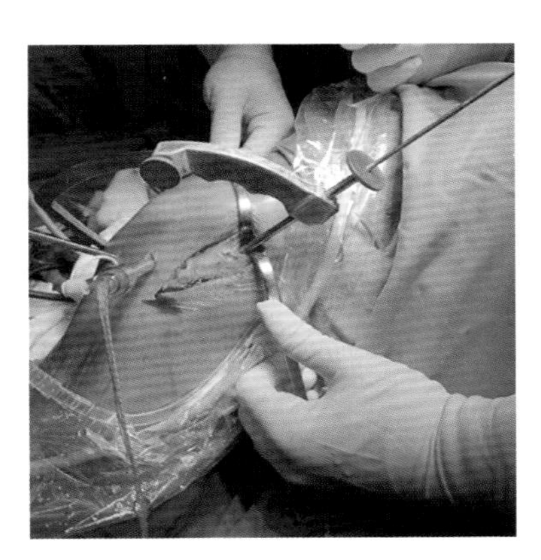

图 14.9　采用由外向内术式在股骨外髁钻制股骨隧道

（图 14.10）。所有病例均检查外侧间室并且对前外侧韧带撕裂完成最终的修复，以更全面的整体治疗前外侧不稳定。最近，有报道提出应用其他固定装置经一个或两个股骨隧道完成 ACL 修复以更好地恢复 ACL 的功能解剖且更好地恢复 ACL 的张力（ACL Repair TightRope®，Arthrex Inc.，Naples，FL）。

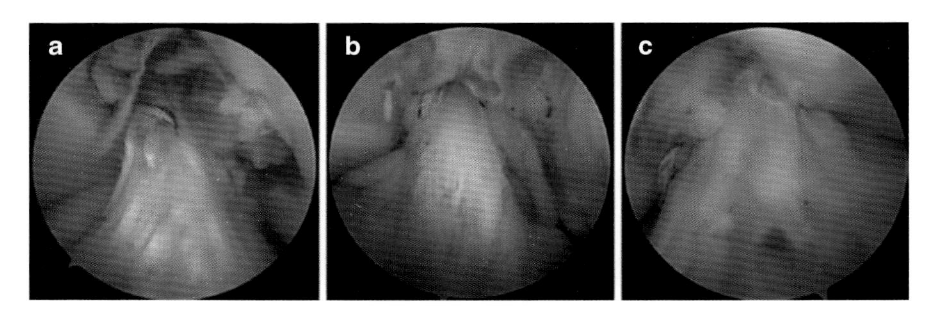

图 14.10　ACL 修复后的最终关节镜图像

（a，b）右膝Ⅰ型 ACL 撕裂的修复；（c）左膝Ⅱ型 ACL 撕裂的修复

14.1　术后康复

术后前 4 周使用短 ROM 膝关节支具。支具在第 1 周被锁定在伸直位，之后的 3 周被解锁。术后第 1 天允许使用支具和拐杖进行负重练习。第 1 周的重点是冰敷和抗炎以控制疼痛和肿胀。术后 1 周开始进行关节活动范围锻炼，目标是保持完全伸直和逐渐恢复屈曲。完全 ROM 通常在术后 4 周内获得。术后 4 至 6 周移除支具，患者开始在医生指导下进行肌力强化训练计划。术后 6 个月允许进行体育活动。

除了术后康复之外，与我们在 20 世纪 80 年代早期使用但失败的技术（图 14.11）[17] 的区别在于，在那个时代我们完全切除清理了 ACL 股骨止点附着区并切除了全部的近端残端，这些残端富含纤维、细胞和生长因子，这实际上扼杀了任何愈合的机会。事实上，用脆弱不结实的可吸收缝线将短的胫骨残端重新连接附着到骨组织上是一种完全没有希望的尝试。

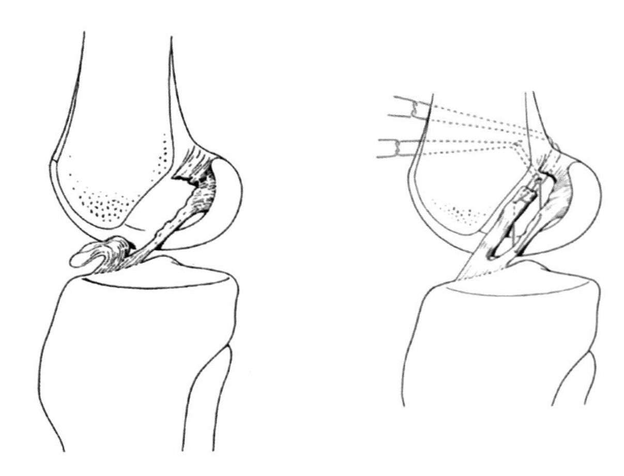

图 14.11　W. Mueller 描述的前交叉韧带修复技术

获许自“The Knee，”Springer-Verlag ed，Berlin. 1983

自这种新的 ACL 修复方法开始应用以来，所有患者都接受了严格的临床和影像学检查随访，并在 1、3、6 和 12 个月时进行了序贯性 MRI 检查评估。

2018 年以来，笔者所在医院共完成急性（伤后 2 周内）ACL 手术 175 例。56 例患者因不符合纳入标准而被排除在外。在其余 119 例患者中，共进行了 80 例急性 ACL 修复和 39 例急性 ACL 重建。

事实上，根据本研究中使用的标准和提出的 ACL 可修复性分类，超过 60% 的急性病例可以安全地避免自体移植物的切取和 ACL 重建。

序贯性 MRI 研究的初步结果在我们发表的第 1 项研究 [18] 中公布。基于形态学和信号强度对 ACL 外观进行分类。形态学分为正常（1 级）或异常（2 级）。信号强度与后交叉韧带信号强度比较：1 级（等强度）、2 级（中等）和 3 级（高强度）。

在总共 10 例进行 MRI 研究的患者中，没有出现早期临床或器质性的失效（8 例患者的 IKDC 总体评分为 A，2 例患者为 B）。所有患者术后 1 个月复查 MRI 显示修复韧带形态正常，术后 3、6 个月韧带形态仍正常。在信号强度方面，10 例患者中有 4 例在 1 个月时表现为等信号，5 例表现为中信号，1 例表现为高信号。在 3 个月和 6 个月时，9 例患者的信号强度为等信号，1 例患者为中信号（图 14.12、图 14.13）。

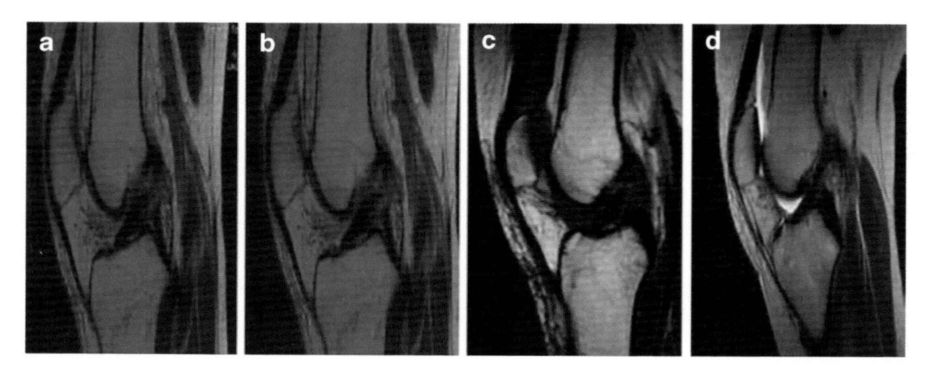

图 14.12 ACL 修复术前和术后图像

（a）术前矢状位 MRI T1-TSE；（b）术后 1 个月矢状位 MRI T1-TSE。形态学 1 级（正常）；信号强度 1 级（等信号）；（c）术后 3 个月矢状位 MRI T1-TSE。形态学 1 级（正常）；信号强度等级 1（等信号）。（d）术后 6 个月矢状位 MRI T1-TSE。形态学 1 级（正常）；信号强度 1 级（等信号）

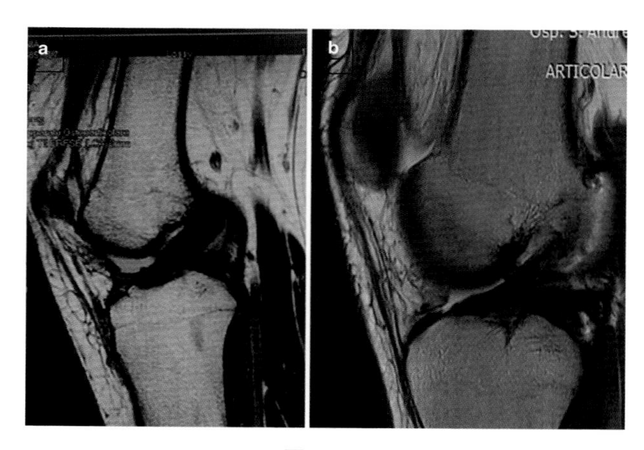

图 14.13

（a）ACL 修复术后三个月的图像。3 个月时矢状位 T1-TSE：形态学 1 级（正常）；信号强度 1 级（等信号）；（b）ACL 修复术后 1 的图像。斜 T2-TSE：形态学 1 级（正常）；信号强度 1 级（等信号）

这项研究基于影像的主要发现是，在大多数情况下，急性修复的 ACL 在手术后 3 个月的 MRI 表现正常或接近正常。这些结果提供了证据，证明急性撕裂的 ACL（残端在牵拉下可以在早期重新贴近）具有愈合的潜力，正如 MRI 所显示的那样，其预测愈合 ACL 的大小和力学特性的能力已经由 M. Murray[19] 领导的研究小组在大型动物模型中得到了证实。

最近，我们回顾了来自上述前瞻性研究的更大数量的患者。在可接受的最短随访时间 24 个月后，进行更全面的临床评估，并对与重建进行比较。

在研究期间共有 57 例患者接受手术，其中 31 例患者的撕裂被认为是可修复的并得到了手术修复，而 26 例不可修复的撕裂进行了标准的重建手术。

临床观察，修复组平均 TLKSS 评分为 97.56（±4.63）分，重建组为 91.7（±10.08）分；修复组平均 KOOS 评分为 97.85（±2.61）分，重建组平均 KOOS 评分为 93.5（±7.05）分；修复组平均主观 IKDC 评分为 96.01（±5.12）分，重建组平均主观 IKDC 评分为 86.93（±4.9）分，两种术式间差异无统计学意义。影像学方面，同一组患者在术后 1 年接受 MRI 检查。根据 Howell 评分标准评估两种 MRI 标准：信噪比（signal-to-noise quotient，SNQ）和移植物成熟度（移植物含水量）。SNQ 计算公式如下：SNQ= 移植物信号 – 后交叉韧带信号 / 背景信号。修复组平均 SNQ 为 1.96（±1.04），重建组平均 SNQ 为 2.52（±1.7）。根据 Howell 评分，修复组 31 例患者中有 22 例为Ⅰ级，6 例为Ⅱ级，3 例为Ⅲ级。重建组 26 例患者中，19 例为Ⅰ级，6 例为Ⅱ级，1 例为Ⅲ级。由于两组间无显著差异，因此无论是临床上还是影像学上，ACL 修复都不逊于重建。对于任何经历过 ACL 重建手术移植物切取相关并发症（无论使用何种移植物）的外科医生来说，都会遇到与，ACL 修复手术的优势很容易体现出来。

在另一项仍在进行的研究中，笔者比较了修复后 ACL 与腘绳肌腱重建ACL的分子表达。本研究与笔者所在学校临床与分子医学系合作进行。在ACL修复术后6 ~ 12个月期间，在针刺抽吸或标准关节镜二次检查期间进行了15次活检（图14.14和图14.15）。分析1型胶原、3型胶原、α-平滑肌肌动蛋白（alpha-SMA）的分子表达及胶原1/胶原3比值，并

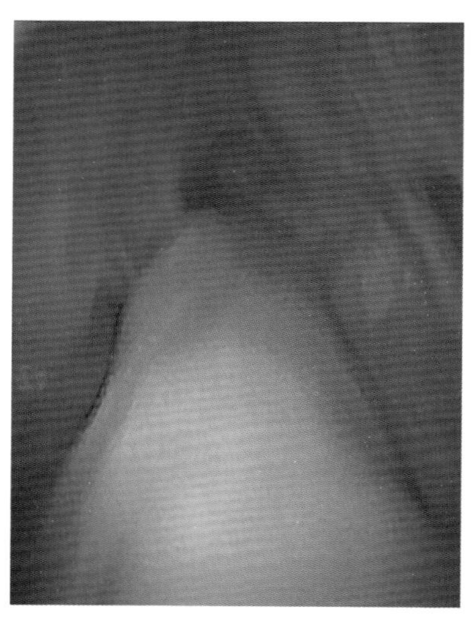

图14.14　ACL修复术后8个月：使用针式关节镜进行二次观察的图像

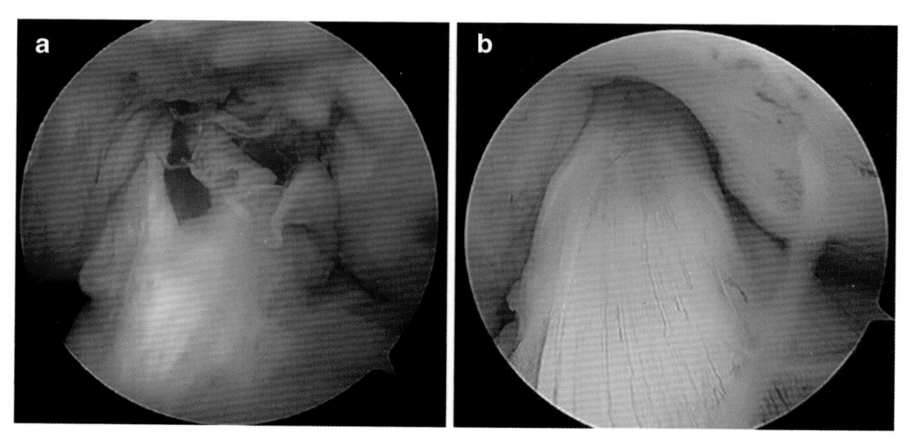

图14.15

a. ACL修复手术后10个月，关节镜再次探查；b. ACL修复手术后1年，关节镜再次探查

与正常 ACL 及腘绳肌重建 ACL 进行比较。分子分析结果显示，经过修复的 ACL 在统计学分析后比经过重建的 ACL 更有可能复制原生自然的 ACL。根据这些初步结果，我们可以合理地陈述如下：

—ACL 修复后新形成的组织不是瘢痕组织，其生物学特性与原生 ACL 更相近。

—有争议的腘绳肌腱重建 ACL 的“韧带化”过程不太可能在术后 12 个月内完成。

目前的技术是基于在愈合过程的炎症阶段进行早期手术，旨在最大限度地发挥愈合的潜力。该手术的目的是将 ACL 胫骨残端与股骨残端拉近，股骨残端在 ACL 股骨附着区的水平位置保持原位，而 ACL 仍然保持原长度。在两端附着点，应避免任何可能破坏残端愈合潜力或扩大间隙的清创。此外，在任何情况下，应在肌成纤维细胞分化之前进行修复，否则可能导致残端回缩并可能扩大 ACL 短缩距离。

在我们的病例系列研究中，由于希望有利于 ACL 的愈合环境，没有使用缝线或支架。然而，一些作者建议在 ACL 修复时使用内支具（internal brace，IB），通过控制前移来保护韧带愈合的环境和防止愈合阶段的组织移位[20]。其他作者在延迟手术的情况下，提倡使用生物支架或施加刺激，特别是当发现短缩的残端时，以改善残端之间的愈合环境[21,22]。当伤后早期不进行手术时，可以合理地使用该技术。

一般认为 ACL 近端撕裂比中部撕裂有更好的愈合机会。Van der List 等[15]在他们的系统综述中表明，分析历史文献开放的 ACL 修复数据按撕裂类型分层时，近端撕裂的患者比中部损伤的患者效预后更好。这可能要归咎于几个因素，包括 ACL 血管化，因为 ACL 近端比中间和远端 1/3 有更多的血液供应。事实上，在我们的分类系统中，撕裂部位是我们考虑的两个因素之一，影响了最终的可修复性判断。

尽管 ACL 修复在减少发病率和避免移植物切取相关并发症方面可能有优势，但是所有的研究结果都应非常谨慎地对待。此外，手术时机（急性、亚急性和慢性）、撕裂类型（近端、远端和中端）、年龄、性别、运动水平、相关损伤的治疗、不稳定的严重程度、手术技术、增强术等方面的正确适应证必须进一步探讨并阐明。无论 ACL 修复的未来如何，我们必须重申，ACL 缺失膝关节的前外侧不稳定是多因素导致的，通常需要一种更全面的手术方法，不只关注 ACL 本身，还要特别注意与之相关的二级稳定结构和前外侧韧带（anterolateral ligament，ALL）损伤。

事实上，在所有病例中，当临床怀疑和 / 或通过 MRI 证实相关的 ALL 撕裂时，在修复或重建 ACL 的同时附加关节外外侧结构手术（ALL 修复或重建）。

无论如何，未来都可以预见关节外科领域的医师都会关注 ACL 修复这一具有挑战性的话题，并且 ACL 修复的相关问题也将成为未来所有学术会和大型会议的热点话题，笔者团队也不会缺席。

（张　辉　译）

参考文献

[1] Liljedahl SO, Lindvall N, Wetterfors J. Early diagnosis and treatment of acute ruptures of the anterior cruciate ligament; a clinical and arthrographic study of forty-eight cases. J Bone Joint Surg Am. 1965;47(8):1503-13.

[2] Marshall JL, Warren RF, Wickiewicz TL. Primary surgical treatment of anterior cruciate ligament lesions. Am J Sports Med. 1982; https://doi.org/10.1177/036354658201000208.

[3] Marshall JL, Warren RF, Wickiewicz TL, Reider B. The anterior cruciate ligament: a technique of repair and reconstruction. Clin Orthop Relat Res. 1979;143:97-106.

[4] O'Donoghue DH. An analysis of end results of surgical treatment of major injuries to the ligaments of the knee. J Bone Joint Surg Am. 1955;37-A(1):1-13. passim.

[5] Murray MM, Martin SD, Martin TL, Spector M. Histological changes in the human anterior cruciate ligament after rupture. J Bone Joint Surg Ser A. 2000; https://doi.org/10.2106/00004623-200010000-00004.

[6] Perrone GS, Proffen BL, Kiapour AM, Sieker JT, Fleming BC, Murray MM. Bench-to-bedside: Bridge-enhanced anterior cruciate ligament repair. J Orthop Res.

2017;35(12):2606-12. https://doi.org/10.1002/jor.23632.

[7] Trocan I, Ceausu RA, Jitariu AA, Haragus H, Damian G, Raica M. Healing potential of the anterior cruciate ligament remnant stump. In Vivo. 2016;30(3):225-30.

[8] Scapinelli R. Vascular anatomy of the human cruciate ligaments and surrounding structures. Clin Anat. 1997;10(3):151-62. https://doi.org/10.1002/(SICI)1098-2353(1997)10:33.0.CO;2-X.

[9] Spindler KP, Clark SW, Nanney LB, Davidson JM. Expression of collagen and matrix metal-loproteinases in ruptured human anterior cruciate ligament: an in situ hybridization study. J Orthop Res. 1996;14(6):857-61. https://doi.org/10.1002/jor.1100140603.

[10] Costa-Paz M, Ayerza MA, Tanoira I, Astoul J, Muscolo DL. Spontaneous healing in complete ACL ruptures: a clinical and MRI study. Clin Orthop Relat Res. 2012;470(4):979-85. https:// doi.org/10.1007/s11999-011-1933-8.

[11] Fujimoto E, Sumen Y, Ochi M, Ikuta Y. Spontaneous healing of acute anterior cruciate ligament (ACL) injuries - conservative treatment using an extension block soft brace without anterior stabilization. Arch Orthop Trauma Surg. 2002;122(4):212-6. https://doi.org/10.1007/ s00402-001-0387-y.

[12] Kurosaka M, Yoshiya S, Mizuno T, Mizuno K. Spontaneous healing of a tear of the anterior cruciate ligament: A report of two cases. J Bone Joint Surg Ser A. 1998; https://doi. org/10.2106/00004623-199808000-00015.

[13] DiFelice GS, Villegas C, Taylor S. Anterior cruciate ligament preservation: early results of a novel arthroscopic technique for suture anchor primary anterior cruciate ligament repair. Arthrosc J Arthrosc Relat Surg. 2015; https://doi.org/10.1016/j.arthro.2015.08.010.

[14] van der List JP, DiFelice GS. Range of motion and complications following primary repair versus reconstruction of the anterior cruciate ligament. Knee. 2017; https://doi.org/10.1016/j. knee.2017.04.007.

[15] van der List JP, DiFelice GS. Role of tear location on outcomes of open primary repair of the anterior cruciate ligament: A systematic review of historical studies. Knee. 2017; https://doi. org/10.1016/j.knee.2017.05.009.

[16] Sherman MF, Lieber L, Bonamo JR, Podesta L, Reiter I. The long-term followup of primary anterior cruciate ligament repair. Defning a rationale for augmentation. Am J Sports Med. 1991;19:243-55.

[17] Feagin JA Jr, Curl WW. Isolated tear of the anterior cruciate ligament: 5-year follow-up study. Am J Sports Med. 1976;4(3):95-100. https://doi.org/10.1177/036354657600400301.

[18] Ferretti A, Monaco E, Annibaldi A, et al. The healing potential of an acutely

repaired ACL: a sequential MRI study. J Orthop Traumatol. 2020;21(1):14. https://doi.org/10.1186/ s10195-020-00553-9.

[19] Biercevicz AM, Murray MM, Walsh EG, Miranda DL, Machan JT, Fleming BC. T2* MR relaxometry and ligament volume are associated with the structural properties of the healing ACL. J Orthop Res. 2014; https://doi.org/10.1002/jor.22563.

[20] Massey P, Parker D, McClary K, Robinson J, Barton RS, Solitro GF. Biomechanical comparison of anterior cruciate ligament repair with internal brace augmentation versus anterior cruciate ligament repair without augmentation. Clin Biomech (Bristol, Avon). 2020;77:105065. https://doi.org/10.1016/j.clinbiomech.2020.105065.

[21] Gobbi A, Whyte GP. Long-term outcomes of primary repair of the anterior cruciate ligament combined with biologic healing augmentation to treat incomplete tears. Am J Sports Med. 2018;46(14):3368-77. https://doi.org/10.1177/0363546518805740.

[22] Murray MM, Fleming BC, Badger GJ, et al. Bridge-enhanced anterior cruciate ligament repair is not inferior to autograft anterior cruciate ligament reconstruction at 2 years: results of a prospective randomized clinical trial. Am J Sports Med. 2020;48(6):1305-15. https://doi. org/10.1177/0363546520913532.